개정신판

겸손한 스트레스
오만한 치유

저자 김동수
삽화 김양서류

에듀컨텐츠·휴피아
Educontents·Huepia

에듀컨텐츠·휴피아
CH Educontents·Huepia

서문

건강한 삶은 모두가 희망하는 바람이다. 건강한 삶에 이르는 방법은 여러 가지가 제시되어 있다. 저자는 그 중에서도 각 개인의 평소 생활양식이 건강한 삶을 결정한다는 주장을 지지한다. 삶 자체가 스트레스에 마주하고 적응하는 과정의 반복이기 때문이다. 스트레스는 평온한 나의 몸과 마음의 상태에 던져지는 자극이기도 하고, 그 자극에 대처하는 생리적 반응이기도하다. 크고 작은 자극과 대응의 반복 경험을 통해 나에게 다가오는 온갖 자극에 대한 적응 방법을 배운다. 그래서 절대자는 우리 몸에 스트레스 대응 매뉴얼을 심어 놓았다. 그 대응 매뉴얼을 적절하게 사용하는 것은 우리 개인의 몫이고, 적절한 사용법은 건강한 생활양식과 밀접한 연관이 있다. 우리 몸이 위해환경에 놓이거나 건강이 약해지면 질병으로 고생하고 회복의 과정에서 스트레스와 마주한다. 이 때 우리는 우리의 생활양식을 탓하기보다 그 원인 제공에 대한 책임을 스트레스에게 모두 넘기기 일쑤다. 외부 충격을 피하기 위해 만들어 놓은 스트레스 대응체계를 매뉴얼대로 사용하지 않고 스트레스를 몸과 마음에 담아두는 나태함이 문제이다. 균형을 잃은 몸과 마음의 상태를 새로운 균형으로 되살리지 못하는 우리들의 무기력이 내 편이었던 스트레스를 범죄자로 키운 결과이다.

이 책에서 저자는 스트레스를 대적하고 물리쳐야하는 적(enemy)으로서가 아니라 관리 대상으로서 정의하고 설명하였다. 스트레스는 나에게 필요한 존재로서 적절하게 관리되지 않으면 쉽게 변질될 수 있는 더운 날 음식 같은 존재이다. 살아가기 위해서는 당연히 마주하며 피할 수 없는 생활 속의 스트레스를 알아차리는 방법과 생활 안에서 할 수 있는 스트레스 관리 방법을 공유하기 위해 이 책이 쓰여 졌다. 이 책은 초판의 일부 오류 수정과 편집을 통해 펴내는 개정신판이다.

2018년 7월

차례

제1장. 스트레스는 몸과 마음의 소통 수준
01 스트레스: 다스림의 대상······ 4
02 치유: 몸과 마음에 대한 주도권 확보······ 12
03 몸과 마음의 소통 그리고 불통의 신호······ 19
04 몸과 마음의 소통 상태를 표현하는 생체리듬······ 27
05 아이들이 보내는 몸과 마음의 소통 메시지······ 34

제2장. 스트레스를 범죄자로 내치는 행동
01 긴장 없는 삶······ 41
02 지나친 승부욕······ 48
03 일관성 없는 언행 vs. 신념······ 57
04 인터넷과 스마트 기기: 익명의 늪······ 63
05 스트레스의 대물림······ 71

제3장. 나도 몰랐던 몸과 마음의 스트레스 관리
01 하나의 시스템으로 움직이는 몸과 마음······ 81
02 자연의 소리와 내음으로 이끌림······ 89
03 칼로리보다 영양······ 96
04 잘하거나 좋아하는 것······ 106
05 스트레스는 보관보다 발산을 선호······ 113

제4장. 철이 들수록 쉽지 않은 스트레스 끌어안기
01 충분한 수면····· 121
02 웃음 달고 살기····· 129
03 속이 시원해지는 울음····· 136
04 건강한 삶을 위한 시간활용····· 145
05 아픈 마음 노출하기····· 153

제5장. 스트레스와 치유의 동침
01 숲에서 스트레스와 치유의 밀고 당기기····· 163
02 인적 네트워크의 크기····· 169
03 약이 되는 운동과 독이 되는 운동····· 175
04 용서와 기부····· 184
05 스트레스와 치유에서 반려동물····· 190

제6장. 스트레스에 대한 재미있는 연구들
01 스트레스 호르몬인 스테로이드의 변신····· 201
02 스트레스 수준 모니터링····· 204
03 총상보다 무서운 전쟁증후군····· 208
04 스트레스와 피로 완화를 위한 약물····· 213
05 스트레스 반응에서의 개인차····· 218
06 왼손잡이와 오른손잡이의 스트레스····· 222

부록. 스트레스의 생리적 이해: 스트레스는 뼈 속까지 나의 편이다

01 생리적 반응으로 이해하는 스트레스······ 229

02 스트레스원(Stressor): 스트레스 유발 요인······ 235

03 뇌와 몸 사이 양방향 대화······ 244

04 질병에 대한 저항에서 스트레스······ 254

05 스트레스가 만병의 원인으로 지목되는 이유······ 259

에듀컨텐츠·휴피아
CH Educontents·Huepia

개정신판

겸손한 스트레스
오만한 치유

저자 김동수
삽화 김양서류

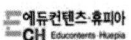

제1장. 스트레스와 치유: 몸과 마음의 소통 수준

스트레스와 치유는 반대의 개념으로 쓰여 지고 있으며 또 당연하게 이해하고 있다. 그러나 스트레스와 치유가 과하지 않으면 같은 개념으로 수렴할 수도 있다. 스트레스 유발 체계가 없었으면 하는데 우리 몸에 실려 있는 이유는 무엇이며, 만병통치의 힘을 가지고 우리에게 다가오는 치유에게 왜 겸손이 필요한지를 설명한다.

01 스트레스: 다스림의 대상

스트레스는 우리 몸과 마음의 건강을 해치는 범죄자가 아니라 잘 쓰면 보약이 되고 방치하면 독이 되는 존재라 할 수 있다. 스트레스는 몸과 마음을 자극하는 내부와 외부의 충격이며, 우리 몸에는 이것을 이겨내는 대응체계가 기본 옵션으로 설치되어 있다. 도로를 달리는 차와 그 차를 운전하는 운전자를 생각해보자. 운전자는 도로에 돌이 떨어져 있거나 다른 차와 충돌할 위험이 있으면 차를 좌우로 움직이든지 아니면 속도를 줄이게 되고, 곡선 도로를 만나면 길을 따라 핸들을 움직인다. 또한 차량의 연료가 부족하다든지 운전자의 피로가 누적되었을 때는 차량을 멈추고 쉬어야한다. 어떤 길을 안정적으로 가고 있는 상태가 나의 몸과 마음이 안정을 취하고 있는 상태이다. 반면 주행 중에 만나는 길 위의 돌, 곡선의 길, 그리고 충돌 위험이 있는 다른 차량은 수시로 우리 몸에 다가오는 외부 자극에 해당하고 연료의 부족이나 운전자의 피로 등은 우리 몸 내부의 자극에 해당한다. 몸에 다가오는 외부 자극은 화를 유발하는 환경, 슬픔이나 공포를 유발하는 환경, 기온의 급격한 변화, 등 다양하며, 수면의 부족 등으로 인한 육체적 피로, 질병의 발생으로 인한 통증 등은 내부의 충격에 해당한다. 일정 수준 이상의 자극들이 우리 몸의 스트레스 대응체계를 깨운다. 스트레스 대응체계를 깨우는 수준의 자극들을 스트레스 유발원인이라 하며, 스트레스 유발원인을 제거하거나 최선의 대처 방법을 찾아 새로운 안정을 취하는데 필요한 우리 몸의 대응 과정을 스트레스 반응이라고 설명할 수 있다. 그러나 전문가들을 제외하고 스트레스 유발원인과 스트레스 반응을 정확히 구분하여 사용하지 않는다. 즉, 대부분의 사람들이 스트레스의 원인과 그 스트레스 때문에 생겨난 몸의 변화도 스트레스라고 한다.

예를 들어, 우리가 길을 가다가 위험이 감지되면 긴장을 하고 사주 경계를 하고 혹여 사나운 동물이 다가오면 위협을 가하든지 도망을 갈 때, 그리고 세균이 몸에 들어왔을 때 반드시 필요한 것이 스트레스 반응이다. 스트레스 반응이 필요한 시기에 적절하게 작동을 하지 않으면 우리의 몸은 초기 대응에 실패하여 낭패를 볼 수 있다. 스트레스에 대한 초기 대응은 운전을 잘하는 운전자가 자동차의 핸들을 꼭 잡고 있지 않고, 외부 자극에 바로바로 반응하며 조금씩 핸들을 틀어 방향을 유지시키거나 속도의 완급을 조절하여 안정적으로 차량을 운행하는 것과 같다.

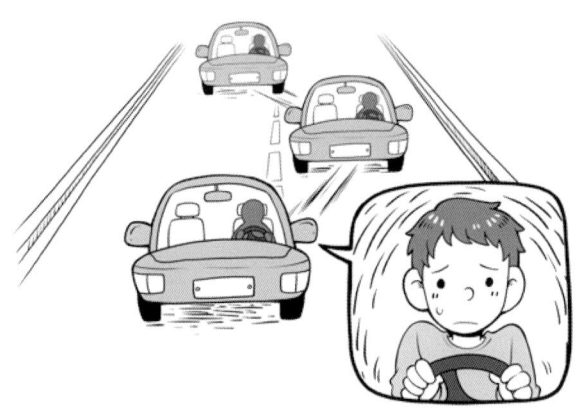

내부나 외부의 자극을 초기에 인지하고 바로 수정을 하면 작은 노력으로 안정적 운전을 할 수 있는데 외부나 내부의 자극을 방치하면 큰 사고로 이어질 수 있는 것은 스트레스 반응과 유사하다. 일상의 환경에서 외부 자극은 언제 어디서나 존재하는 것이며, 연료의 부족이나 운전자의 피로, 졸음, 소변 등 생리적 현상 또한 피할 수 없는 것처럼 내부자극도 피할 수 없다. 결국 스트레스로 둘러싸인 환경에 놓인 것은 자명하기 때문에 스트레스를 피해서 되는 것이 아니라 스트레스 대처 기능이 적절히 작동하도록 잘 다스려 스트레스 대응체계가 과잉행동을 하지 않도록 유지시키는 것이 중요하다. 건강유지를 위한 생활습관은 외부와 내부 자극을 유지관리하며 사는 것이다. 균형 잡힌 식사로 연료나 부품의 고갈을 피하고, 술과 담배 등을 자제하여 내부 자극을 차단하며 적당한 운동을 통해 혈액순환을 촉진하여 신체적 반응성을 유지하고 과하지 않게 정신적 긴장을 통해 경계심을 가지는 것이 건강유지 비결이다. 단언컨대 더 이상의 비법은 없다. 건강 생활습관 자체가 최고의 의료행위이다(Life is best medicine).

한편 주변 자극이 없는 상황을 가정해 보자. 신체는 각성이 떨어지며 졸음이 오고 이러한 상황이 반복되면서 긴장감은 사라지고 무대책의 상황에 이르게 된다. 이때 우리 몸은 아주 작은 환경 변화에 대해서도 적절한 대처를 할 수 없게 된다. 우리의 몸과 마음은 적당한 긴장을 유지할 수 있는 외부의 자극과 내부의 동기가 살아 있어야 생리적 대응인 스트레스 반응의 유발과 소멸을 반복하게 되고 유사시 즉각 대응체계를 갖추게 된다. 무기력한 삶은 몸과 마음에서 스트레스 반응이라는 기본의 생리기능을 무용지물로 만드는 것이다 또한 무기력한 삶은 외부의 자극, 즉 스트레스의 강도가 커지면 우리의 몸과 마음을 바로 무너져 내릴 수 있는 약한 존재로 만드는 것이다. 운전자는 옆 차선을 달리던 자동차가 갑자기 끼어드는 것과 같은 외부 충격의 가능성에 대비할 때 사고를 회피할 수 있다. 주행 중 위험에 대해 잘 알고 있는 운전자는 미리미리 대비하며 회피할 수 있으나 위험에 대한 대비가 없거나 경험이 부족한 초보자는 갑작스런 위험을 피하기 쉽지 않다. 다급하게 다가오는 스트레스나 큰 충격에 견딜 수 있는 여유가 있는 사람도 있을 수 있지만 대부분의 사람들은 큰 충격은 물론 상대적으로 작은 충격이라도 처음 경험 할 때는 해결해 나가는 것이 버겁다. 결국 여러 형태의 생활 자극에 대한 문제해결 능력은 어느 정도의 긴장을 유지하는 삶과 스스로 크고 작은 평소의 생활 자극을 적극적으로 해결하는 습관으로 길러진다.

물론 노련한 운전자라도 사고를 피할 수 없는 경우도 있다. 자동차 사고가 일단 발생 했다면 보험회사에 연락하고 상대방과 원만한 해결을 하되 빠른 결론이 나야 다시 일상으로 돌아간다. 이와 마찬가지로 우리에게 감내하기 힘든 상황이 덮쳤을 때 도움이 될 수 있는 수단을 찾아보고 적극 활용할 수 있어야 하며 가능한 빠른 치유 방법을 찾아 일상으로 복귀하는 것이 중요하다. 특히 사고 현장에 머무르는 것은 더욱 위험한 것과 마찬가지로 사고 현장에서는 최대한 빨리 탈출해야 한다. 불시에 다가온 스트레스에 매몰되어 나를 방치하지 않고 일단은 안전지대로 이동하는 것이 중요하다. 일상의 힘든 상황으로부터 탈출은 사람마다 선호하는 방법이 있겠지만 필요하다면 병원치료, 상담과 조언을 줄 수 있는 주변인, 명상이나 수련, 몸과 마음의 치유를 위한 여행 등 가동할 수 있는 모든 수단을 활용한다. 평소 인적 네트워크를 넓히고 배려하는 삶은 내가 어려움에 노출 되었을 때 손을 내밀 수 있는 기회를 넓혀 준다. 평소에 도움을 받을 수 있는 수단을 찾아 두는 것이 스트레스 상황에서 빠르게 탈출하는 것을 도와 줄 것이다. 사고 후 수습을 위해 초기에 다른 사람의 도움을 받지만 결국에는 스스로 해결해야 하는 몫이 남는다. 문제해결을 위한 나의 능력범위를 명확히 알아차리고, 해결할 수 없는 것에 지나치게 매달리지 않는 것도 스트레스 상황으로부터 빠른 탈출을 도울 수 있다.

도로 위에 도로표지판, 교통안전시설, 그리고 휴게소가 없는 상황을 상상해 보자. 나는 목적지 도달에 대한 확신이 없는 상태에서 불안하게 운전을 지속할 수밖에 없고 불의의 사고 확률이 높아지는 것은 자명하다. 우리들에게는 길잡이가 되는 부모님뿐 아니라 선생님이 있고 주변에 모범이 되는 멘토들도 있다. 이들은 바로 도로 위의 안전 표지판이나 길안내 표시와 같다. 나에게는 그런 사람이 없다는 말은 곤란하다. 진짜로 내 주변에 그런 사람이 없고 인정할 수 없다면 책에서 만나보자. 책에서 만날 수 있는 사람은 무궁무진하다. 그 분들은 찾아주기를 무척

기다리고 있다. 도로표지판 없는 도로를 무작정 달릴 수는 없지 않은가? 내가 존경할 수 있는 멘토를 현실에서 또는 가상에서 가지는 것은 나의 불안을 낮추고 스트레스를 낮추는 가장 좋은 방법이다. 반대로 생각해서 내가 누군가의 멘토가 될 수 있다고 생각해 보자. 도로에 표지판이 없다고 생각하는 사람에게 앞서 달리는데 나를 따라오면서 나를 기준으로 삼는 이가 있다는 것은 행복한 일일 것이다. 기준이 된 내가 실수 하면 나 하나의 실수로 끝나지 않는 다는 것이 부담이 되지만 긴장을 하고 안전하게 목적지 갔을 때 기쁨은 배가 될 것이다. 더욱이 한 명이 아니라 여러 사람이 따라 온다면 기쁨은 기하급수처럼 늘어날 수 있다. 내가 도로 표지판이 없거나 부족한 도로에서 다른 사람의 안내자가 되는 즐거운 상상을 하자. 그러면 나도 모르게 긴장된 삶에서 오는 스트레스는 친구가 되고 즐거움을 나누는 동반자가 될 수 있다. 모범적 삶을 살아가는 것과 재물의 기부, 재능의 기부, 시간의 기부 등, 내가 가진 것을 나누는 것은 남에게 베푸는 것을 넘어 나의 행복을 극대화시키고 스트레스와 좋은 친구가 되는 방법이다. 여기서 흥미로운 사실은 기부도 중독의 가능성이 있다는 것이다. 물론 좋은 일이다. 남에게 베푸는 기부를 포함하여 진실한 기도와 명상도 맛있는 음식을 먹을 때나 섹스 할 때와 마찬가지로 쾌락을 담당하는 뇌 신경전달물질이 분비되어 유사한 쾌감을 느낄 수 있다는 것이다. 다른 사람 앞에서 달리며 모범이 되는 삶이 부담스럽다면 불안한 친구의 옆자리를 지키는 것은 할 수 있을 것 같다. 결혼을 하여 배우자를 가지는 것은 다른 사람의 배우자가 되는 것과 같은 말이고, 서로에게 동승자가 되어 같은 목적지로 가는 것은 힘든 일을 함께 나누는 것이며 스트레스를 나누어 가지는 것이다. 같은 목적지를 향해 가는 동승자가 되어 주는 것은 배우자에 한정되지 않는다. 같은 목적지가 아니더라도 같은 방향으로 가는 친구가 동승자가 될 수 있다. 동승한 친구는 말 친구가 되어 불안은 물론 졸음도 예방하고 안전운전에 도움이 될 수 있으니 말이다. 동승자는 운전을 바꿔가며 피로를 나눌 수도 있고 서로에게 도움이 되는 존재이니 부담감도 없다. 좋은 친구를 가지는 것과 좋은 친구가 되는 것은 같은 말이다. 누군가의 좋은 친구가 되었을 때 나도 좋은 친구를 가지게 된다. 좋은 친구를 가지는 것은 스트레스를 함께 나누는 상부상조의 방법이다.

나의 삶에서 어떤 목표를 가지고 살아가는 것은 전체적으로 스트레스를 줄이는 좋은 방법이다. 지금부터 새로운 인생의 여정을 출발하더라도 목적지가 분명하면 지름길을 찾기 쉽다. 사전 연구를 통해 빠르게 가는 방법을 찾을 수 있고 다른 사람에게 물어 볼 수도 있다. 물론 지름길이 최선이 아닐 수도 있다. 지름길은 목적지로 가는 도중에 있는 아름다운 경치를 놓치는 이쉬움을 만들거나 만나고 왔어야 하는 사람을 지나쳐 후회를 남길 수도 있다. 후회가 되거나 아쉬움이 되지 않는 여정을 만들기 위해서 꼼꼼하게 자신이 가야할 경로를 정하고 목표를 향해 가는 것이 좋겠다. 다만 길을 잘못 들어 헤매지 않아도 될 곳에서 우왕좌왕 하는 것을 경계하면 충분하다. 또한 최초의 계획이 수정될 수도 있다. 가보지 못한 상태에서 계획한 것이었으니 가는 도중에 상황이 바뀔 수도 있다는 말이다. 상황이 바뀌었다고 계획했던 길에서 많이 벗어났다고 더 갈 수 있는데 도중에 멈추지는 말자. 계획을 수정하고 그곳에서부터 새로운 경로와 목표를 찾아 출발하면 된다. 목표와 경로에 대한 사전 지식이나 확신 없이 출발하는 것은 연료의 소모를 가중시키고 위험과 불안에 노출될 확률을 높이는 결과를 초래 할 수 있다. 목표가 분명한 삶, 그리고 목표 달성을 위한 꼼꼼한 준비는 시행착오를 줄여 스트레스의 빈도를 낮출 수 있으나 그것이 집착이 되지 않는 유연성을 동반할 때 스트레스를 낮출 수 있다.

스트레스는 운전 중 만나는 크고 작은 여러 위험요인과 같다고 했다. 대부분의 운전자들은 그것들을 피해 안전하게 목적지에 도달한다. 인생에서 스트레스를 만나고 피하는 방법도 운전과 다르지 않다. 주변의 자극이 없으면 각성이 줄고 지루하며 운전하고 싶지 않다. 여러 가지 작은 위험요인을 반복해서 피하다 보면 큰 위험을 피할 수 있는 능력도 생긴다. 우리는 그 위험요인의 크기를 줄이기 위해 지도를 확인하고 내비게이션의 도움을 받으며, 다가 온 위험에 대해선 미리미리 대처하며 운전을 한다. 각성을 유지하며 운전하다가 피곤하거나 졸리면 쉬면서 말이다. 작은 생활 스트레스가 커지지 않도록 다스려서 관리 가능했던 스트레스를 통제 불능의 스트레스로 키우지 말자. 스트레스는 늘 곁에 있는 것이니 싸움의 대상이 아닌 다스림의 대상으로 생각하자. 작은 스트레스들을 다스리면서 큰 스트레스를 스스로 이겨낼 수 있는 힘을 길러가는 것이 인생이다.

02 치유: 몸과 마음에 대한 주도권 확보

치료가 상처나 질병의 원인을 제거하여 원상회복시킬 목적으로 행해지는 일련의 절차를 의미한다면, 치유는 회복력 혹은 잠재 능력을 키워 몸과 마음의 곤란한 상황에서 벗어나게 하는 넓은 범위의 비특이적 절차라고 할 수 있다. 치유는 특정 질병을 목표로 하는 것이 아니라 치유의 대상자가 직면한 곤란한 상황에서 벗어나게 직접적으로 도와주거나 곤란한 상황에서 벗어날 수 있는 능력을 복원하도록 도와주는 역할을 한다. 치유를 다르게 표현하면 자기 회복력을 복원하는 과정이다. 치유의 과정은 개인이 겪고 있는 곤란한 상황 때문에 동반된 질병이나 신체의 쇠약, 반대로 난치병이나 불치병 판정의 충격으로 말미암아 질병에 저항하여 이기려는 극기보다는 포기하려는 마음이나 나약해진 마음에 도움을 주려는 것이어야 하며, 질병을 고쳐 주겠다는 방자함이 아니라 맞춤식 치료의 효과를 증진하거나 회복의 속도를 증진시키겠다는 겸손함에서 출발해야한다. 그래서 치유의 과정은 질병에서 완치될 때까지가 아니라 자기 주도의 회복력을 복원할 때까지이다.

한편 치유과정을 단축하고 효과를 극대화하는 것은 곤란한 상황에서 벗어나려 노력하는 치유 대상자의 수용의 자세에 달려있다. 치유 효과의 극대화는 치유를 진행하는 전문가의 능력일 수도 있으며 치유 방법이 가지는 고유 특성이 좌우할 수 있으나, 치유 효과의 절반은 치유 대상자의 적극적 수용 자세를 이끌어

내는 것에서 비롯된다. 내게 맞는 치유의 방법이 달리 있는 것이 아니라 내가 이해할 수 있고 그래서 따라할 수 있는 가장 수용 가능한 것이 내게 맞는 것이다. 다른 사람에게 효과가 있었을지라도 수용하기 힘들다면 나에겐 무용지물이 될 수도 있다. 그림 그리기를 싫어하는 아이에게 미술치료나 걷기에 불편한 사람에게 산림치유는 효과를 이끌어 내기가 쉽지 않아 보인다. 당연히 치유의 과정도 치유 대상자의 곤란한 상황의 원인에 따라 달라져야 한다. 이렇듯 치유는 곤란한 상황에 놓여 있으나 스스로 헤쳐 나오기 버거운 사람이 자신감을 회복하고 정신적 강인함을 갖추어 스스로 곤란함에서 헤쳐 나오도록 도와주는 조력자의 역할이면 충분하다. 누구에게나 자기 주도의 회복력을 가지는 것이 만병 통치력이지 특정 치유의 과정이 만병 통치력을 가지는 것은 아니라는 것이다.

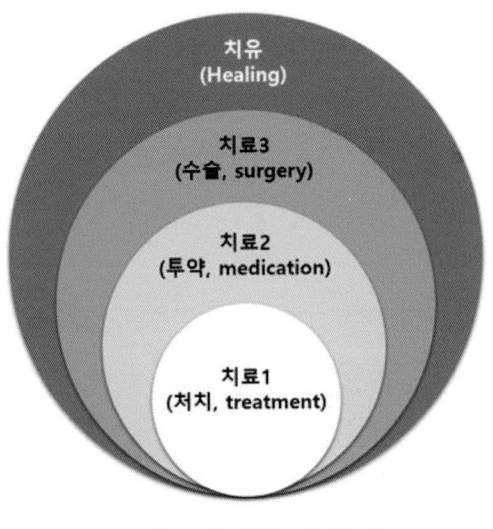

치료와 치유의 관계

곤란함을 초래한 상황이 몸과 마음 어느 한 쪽에서 비롯되었더라도 그 상황을 해소하지 못하고 곤란한 상황이 지속되면 몸과 마음 모두가 회복력을 잃고 계속 쇠약해진다. 암 수술 후 회복기에 있는 환자는 신체적 곤란 상황이 주된 치유의 대상이 될 수 있으나 지속된 신체의 쇠약은 정신적 피로나 위축을 동반하여 몸과 마음이 모두 회복력을 상실한 상태에 놓인다. 한편 오랜 기간 가족의 질병 간호를 하다가 사랑하는 가족을 잃고 정신적으로 피폐한 상황에 놓인 치유 대상자는 정신적 쇠약이 주된 치유의 대상이겠으나 오랜 기간 가족의 간호로 신체의 건강 상태 또한 쇠약해 졌을 것이다. 대부분의 치유 대상자는 경중이 있을지 모르나 몸과 마음 모두가 부서지기 쉬운 상태에 놓인 경우일 것이다. 개인이 느끼는 곤란함은 스트레스와 동일한 자극이고 이 자극은 만성의 생리적 스트레스 반응을 유발한다. 초기의 스트레스 반응은 몸과 마음에게 위험상황에 도달했으니 대비해야 한다는 신호이며 자동적 대응을 시작한다. 그러나 위급상황의 연장은 우리의 몸과 마음에 일정부분 희생을 강요한다. 전쟁이 지속 되었을 때 우리 국가운영이나 국민의 삶이 혼란을 겪게 되고 모두가 일정 부분 희생을 감내 해야 하는 상황과 마찬가지이다. 전쟁 상황에서 모든 국력이 적을 퇴치하고 국민의 생명과 국가 유지에 집중되는 것처럼 우리의 몸도 가용 가능한 에너지를 최대한 활용해서 곤란한 상황에서 벗어나 생명을 유지하는데 모든 능력을 집중하려 한다. 전쟁의 와중에는 국민의 생필품의 생산이 저하되고 평시에는 민간에게 돌아갈 물자가 군대에 보내지며 치안을 담당하는 경찰력도 적을 퇴치하는데 최우선으로 동원되는 것과 같이 우리 몸도 소화를 통한 에너지의 생성이나 필요한 생체물질의 생성력이 저하되고 혈류의 대부분이 근골격근으로 보내지는 왜곡이 생기고 내부의 적을 잡는 면역기능이 약화되는 등 전반적인 삶의 질을 저하시키는 현상이 발생한다. 이러한 몸의 긴장 상태는 마음과 연동되어 감각과 운동의 조화된 반응성을 저해하고 인지기능의 위축으로 자신감이 줄어들며 주변을 돌아 볼 여유가 사라지면서 감정 조절이 안 되는 위험상황에 이르게 된다. 치유가 필요한 사람들은 곤란한 상황이 지속될수록 처음 시작한 곤란함의 원인이 무엇이든지 결국에는 몸과 마음이 모두 회복력이 약해진 상황에 이르게 된다. 신체의 회복력이 약해지는데 몸과 마음이 함께 따라 간다면 치유의 과정에서도 함께 효과를 볼 수 있다는 뜻이 된다. 곤란함을 유발한 최

겸손한 스트레스 오만한 치유

초의 원인에 관계없이 치유 대상자가 최고로 수용할 수 있는 방법으로 치유과정에 참여시키는 것이 중요하다. 신체활동을 통한 치유과정에서 신체의 활성이 좋아지고 이를 통해 자신감을 회복하여 정신적 나약함에서 벗어날 수 있으며, 정서적인 방법을 통한 치유에서도 정서적 안정을 통해 집중력이 향상되고 이를 통해 동기가 유발되어 신체적 활동량을 늘려갈 수 있기 때문이다. 결국 건강을 잃어 갈 때도 몸과 마음이 같이 이동하며 회복할 때도 함께 움직인다는 결론이다. 치유과정의 종류보다 치유 대상자의 수용 수준을 고려하여 빠르게 자기 주도의 회복력을 복원하도록 돕는 것이 최선의 치유이다.

필자는 대학원 박사과정 시절에 식물성 플랑크톤을 배양하며 키운 적이 있다. 담수에서 물의 맛이나 냄새에 영향을 주는 특정 유기화합물질을 특이하게 분비하는 플랑크톤을 분리하는 것이 목표였다. 이를 위해 호수에서 물을 가져다가 현미경에서 아주 미세한 모세관으로 플랑크톤 한 마리씩을 잡아낸다. 그리고 호수의 물이 아닌 멸균된 깨끗한 물을 담은 시험관에 식물성 플랑크톤을 넣는다. 이 시험관은 식물성 플랑크톤에 특화된 풍부한 영양분을 포함한 것이었으며, 시험관의 플랑크톤은 광합성하기에 충분한 빛과 이산화탄소가 있는 조건에서 배양되었다. 그런데 식물성 플랑크톤이 한 마리씩 들어간 20개의 시험관에서 세포 분열하며 번식한 플랑크톤은 20개 중에 4개에 불과했다. 단세포 생물인 플랑크톤조차 혼자서 사는 것은 쉽지 않아 보였다. 그들이 사는 환경 즉, 호수에 있는 포식자나 플랑크톤 상호 간

영양과 햇빛을 놓고 하는 경쟁 이외에도 생존에 필요한 것이 있으며, 이것을 그들만의 공동체 안에서 상호 주고받는 것이 있을지도 모른다는 의문이 들었다. 물론 실험의 목적에 플랑크톤 상호관계가 포함되지 않았고 제한된 시간 내에 종결된 실험이라 이 후 계속되진 않았으나 사실여부를 떠나 나를 생존하게 하는 환경이라는 것이 나를 둘러싸고 있는 모든 생물적, 비생물적, 그리고 사회적 요인들과의 관계임을 일깨워 준 좋은 경험이었음은 분명하다. 우리 인간에게 건강을 위한 경쟁력도 우리 주변의 환경 안에 해답이 있다. 환경에는 나와 관계를 맺고 있는 내 주변의 사람들을 포함한 동물, 식물, 미생물, 그리고 비생물적 요인인 기후, 물, 공기 등이 포함된다. 건강을 위한 생태환경의 중요성에 대한 이해는 인간을 중심으로 생물 상호간과 비생물적 요인간 적절하고 지속적인 관계 유지를 위한 개인의 의지는 물론 법령, 사회적 규범과 제도에 대한 수용에서 시작한다. 결국 건강을 위한 경쟁력은 나에게 정신적 신체적으로 적정한 환경을 유지하는 능력이며 다른 사람이나 생명체를 이기는 능력이 아니다. 또한 몸과 마음의 건강을 위한 경쟁력은 내가 속한 공동체에서 합의된 법과 제도를 수용하고 사회적 규범을 지켜 나가는 것을 통해서도 도움을 받을 수 있다. 우리가 익히 들어온 "인간은 사회적 동물이다." "생물학적 다양성 보존은 숙명이다." 등의 표현이나 최근 우리시대의 명강사로 활동 중이신 최재천 교수님의 "호모 심비우스."라는 말들은 인간이 위에서 언급된 환경 안에서 살아가는 존재라는 것을 상기시키는 표현들로 상생과 적응, 그리고 공동 선(善)을 위한 수용의 자세가 몸과 마음의 건강

겸손한 스트레스 오만한 치유

을 보장하고 생명을 유지시킨다는 의미로 해석될 수 있다.

치료는 질병이나 상처의 고통 원인을 찾아 제거하거나 복원시키는 행위이며, 치유는 정신과 신체의 곤란함에서 벗어날 저항력과 회복력을 키우는 행위이다.

03 몸과 마음의 소통 그리고 불통의 신호

우리는 흔히 세상이 바라는 큰 사람이 되기 위해 "몸과 마음을 갈고 닦는다."라고 한다. 몸과 마음은 따로따로 수련을 해야 하는 대상으로 느껴진다. 몸과 마음이 하나라면 훨씬 수월할 것 같은데 말이다. 우리에게 위안이 되는 것은 몸 가는데 마음도 따라간다는 말이 존재한다는 것이다. 전후를 바꾸면 마음이 가는데 몸도 따라간다는 뜻이 될 것이고, 둘을 합쳐서 생각하면 몸과 마음이 서로 통한다는 것이 내포되어 있음을 알 수 있다. 몸과 마음이 통한다는 것은 우리가 어른들의 말씀이나 전해져 내려오는 사례에서만 확인할 수 있는 것이 아니라 우리 각자가 경험한 사실들을 회상하면 쉽게 확인할 수 있다. 좋아하는 사람을 만나기 위해 갈 때의 발걸음과 부담스러운 사람에게 잘못을 고백하거나 훌륭하지 못한 성적을 확인하러 가는 발걸음에는 매우 큰 차이가 있음을 경험했을 것이다. 아이들 둘을 홀로 키우는 엄마가 말기 암 환자이며 그 엄마가 마지막까지 일을 놓지 못하고 자식들에게 헌신하다가 끝내 세상을 등진 뉴스와 같은 안타까운 사연들은 가슴을 먹먹하게 만들고 심지어 눈물, 콧물을 흐르게 한다. 안타까운 사연에 대한 잔상은 주변의 어려운 사람에 대한 관심을 키우고 타인을 도와주는 행동으로 발전하게 된다. 한 여름 한적한 시골로 여름휴가를 갔다가 어두운 밤길을 걸어갈 때 산기슭에서 들려오는 동물의 울음소리나 바스락거리는 소리는 무섭고 두려운 마음만 만들어내는 것이 아니라 머리카락을 세우고 온 몸에 긴장과 함께 주먹을 꼭 쥐게 하면서 다리는 빨리 움직여 빠른 시간 내 그곳을 벗어나게 한다. 이러한 일련의 몸과 마음의 상호 소통의 과정은 뇌에 의해 몸 전체가 조절되는 과정을 단순화하여 이해할 수 있는 기회를 준다.

뇌는 우리가 살고 있는 사회의 유선망, 즉 전화망, 인터넷 망과 같은 직접 연결을 통해 몸을 조절하면서 방송에 의한 전달과 같은 무선 방식으로도 몸을 조절한다. 신체에서 유선망에 해당하는 것이 신경조직이며, 방송망에 해당하는 것이 호르몬 체계이다. 신경망은 감각신경을 통해 정보를 획득하고 운동신경을 통해 몸을 움직인다. 우선 신경망에 의한 정서 조절도 매우 빠르게 진행된다. 이 때 사용되는 신경망은 자율신경이다. 자율신경은 교감신경과 부교감신경으로 나누어지는데 교감신경은 흥분성의 자극을 전달하고 부교감신경은 흥분을 완화시키는 역할을 한다. 그러니까 교감과 부교감 신경은 서로 밀고 당기며 몸을 조절한다. 커플인 두 남녀가 애정전선에서 주도권을 가지기 위해 밀고 당기면서 보이지 않는 어떤 합일점에 이르는 것과 같다. 그 균형이 어디쯤에 있느냐가 현재 나의 내부 균형이라 할 수 있다. 이 균형이 교감 신경 쪽으로 치우쳐 있으면 흥분한 상태로 화가 올라오기 쉽고, 반대로 이 균형점이 부교감 쪽으로 치우쳐 있으면 좀 더 안정적인 상태로 주변을 관망하는 여유가 있는 상태에 있는 것으로 해석된다. 자율신경의 의미는 인간이 마음먹은 대로 움직여주지 않고 알아서 움직이는 신경이라는 뜻을 내포하고 있으나, 일부 학자와 수련자들은 자율신경을 조절하려는 시도를 하고 있다. 바이오피드백 같은 훈련법은 교감신경 쪽으로 치우쳐져 있는 긴장되고 흥분된 몸과 마음의 상태를 이완하여 안정을 유지하려는 시도 중 하나이다. 명상이나 이완 프로그램 등도 자율신경을 통한 생리적 기제로 해석 한다면 몸과 마음의 내부 균형을 부교감 쪽으로 이동시키는 수련법에 해당한다. 현재 흥분의 상태로 설정된 몸과 마음의 상태를 좀 더 이완의 상태로 이동시키는 방법은 이외에도 심호흡법, 긴장-이완요법, 스트레스 볼을 이용한 스트레스 완화기법 등 다양하다.

흥분의 상태로 설정된 몸과 마음의 동기화는 흥분의 정도가 높아져 당연히 나를 중심으로 판단하고 행동하는 경향이 높아지고 주변을 돌아 볼 여유를 가지지 못하게 한다. 이 상태에서는 원래의 내 본성이 아님에도 불구하고 쉽게 거친 말을 하게 되고 타인을 배려하지 못하게 되는 경우가 많아진다. 시간이 흐르고 몸과 마음이 이완되고 나서야 이전의 행동에 후회가 밀려오지만 그 때는 이미 엎질러진 물이다. 조금만 자극해도 흥분을 잘하는 사람은 인화성물질이 작은 불씨에도 불이 쉽게 붙는 것과 같이 발화점이 낮은 사람이라고 한다. 발화점이 낮게 설정된 것이 본인 탓만이 아닐지라도 자기 자신에 대한 신뢰와 믿음 그리고 존중의 마음을 키워가는 것, 즉 자신을 사랑하는 것과 나의 내부 발화점의 설정을 높일 수 있는 나만의 방법을 찾아내야 한다. 반복적으로 실수를 하거나 스스로 방법을 찾기 힘든 사람이라면 망설이지 말고 전문가의 도움을 받아야 한다. 후회할 일을 만들지 않는 가장 간단한 방법은 불씨가 다가 올 때 피하거나 심호흡을 하고 저게 화를 불러올 불씨인지 확인하는 연습을 하는 것이다. 당장은 어렵겠지만 횟수가 반복될수록 예전에는 불씨였던 것이 더 이상은 나를 태울 수 있는 불씨가 아님을 확인할 수 있을 것이다. 한 번의 성공이 두 번이 되고 점점 안정화의 길로 접어들게 되는데 그 과정에서 잘한 일에 대해 자기 자신에게 스스로 보상을 주면 좋다. 평소 비싸서 망설이던 것도 하나 사먹을 수 있고, 과하지 않게 옷도 하나 살 수도 있다. 내 자신이 스스로에게 보상하며 느끼는 자존감은 행동 교정을 원하는 방향으로 가속한다. 진정한 보상은 그 사이에 나도 모르게 내 곁에 쌓일 것이다. 내가 좋아해 주고 사랑해 줄 사람이 늘어나고 나를 좋아해 주고 사랑해 주는 사람들도 늘어난다.

그렇다면 생리적으로는 어떻게 설명될 수 있을까? 학자들은 우리의 뇌는 유전적으로 정해진 회로에 내 인성과 성격이 본성(Nature)이란 이름으로 아주 진하게 쓰여 있지만 양육과 훈육(Nurture)의 과정을 통해 본성을 통제할 수 있는 변화를 만들어 낼 수 있다고 한다. 양육과 훈육은 본인이 수용하여 행동으로 옮겨질 때만이 뇌의 생리적 변화를 유도한다. 즉 본성이 뇌 안에 볼펜으로 쓰여 있는 나의 특성이라면, 양육과 훈육을 통해 얻어진 나의 변화된 특성은 연필로 쓰여 지는 특성이라고 할 수 있다. 연필로 쓰는 글씨의 단점은 내가 지우든 남이 지우든 쉽게 지워진다는 것이다. 그러나 지워지지 않게 하는 방법이 없는 것도 아니다. 연필로 기록한 글씨는 여러 번 반복하여 쓰든지 아니면 침을 발라서라도 진하게 쓰면 쉽게 지워지지 않는다. 스스로를 훈육하든 자식이나 후학을 훈육하든 훈육의 대상자가 공감하고 수용할 수 있는 훈육이어야 뇌에 흐리게라도 훈육의 결과가 쓰여 질수 있고, 반복되고 일관된 훈육이 쉽게 지워지지 않는 기록으로 남을 수 있다는 의미이다.

화를 직접 대상자에게 내거나, 남에게 화를 내지 않기 위해 격렬한 운동이나 수다, 또는 노래방에서 목청 놓아 노래하는 등 자신의 몸과 마음의 불협화음이나 스트레스를 인지하고 분산 할 수 있는 사람들은 그래도 문제를 많이 키우지 않는다. 그러나 몸과 마음의 불협화음이나 스트레스를 해소 할 기회를 가지지 못하여 곤란한 상황이 지속되면 몸과 마음의 하모니가 점점 무너져 내린다. 마음은 이렇게 하라고 그러는데 몸은 따라가지 않거나, 할 수 없이 몸이 와 있으나 마음이 영 내키지 않는 상황과 동일하다. 특히 일상생활 자체가 스트레스의 연속이다 보니 나도 모르게 몸과 마음이 이러한 상황에 도달 할 수 있다. 그 와중에도 몸과 마음은 나에게 빨리 알아차리라고 신호를 보낸다. 우선 피로감을 더 느끼게 한다. 피로를 늘 느끼고 사는 것이라서 간과하기 쉬우나 아침에 일어나는 상태에서 확인된다. 물론 전날의 음주나 수면부족이 원인일 수 있으나 그렇지 않은 날을 비교하여 그 무게를 알 수 있는데 내가 왜 이렇게 피곤하지라는 생각이 들면 몸이 보내는 "잠깐만요"라는 신호로 알아야 한다. 몸은 평소보다 많은 식은땀으로도 나에게 신호를 보낸다. 손바닥이나 이마에 그 전에 같은 상황에서는 없던 식은땀이 올라오면 한 박자 쉬고 나를 되돌아보자. 몸의 자세가 나도 모르게 웅크려지고 몸이 쉽게 뻐근하고 힘들어 지는 현상도 몸이 나

겸손한 스트레스 오만한 치유

에게 쉴 것을 또는 문제를 확인하라고 주는 메시지임을 알아야겠다. 마지막으로 몸이 마음과 소통이 안 된다고 보내는 메시지는 몸무게의 변화이다. 보통의 사람들은 몸무게가 줄어들면 환호성을 울린다. 그런데 특별히 체중조절을 위해 다이어트나 운동을 하지 않았는데 한 달에 1kg 이상 줄어든다면 나의 몸이 나에게 절박하다고 보내는 신호일 것이다. 반대로 급격하게 몸무게가 늘어나는 것도 몸이 보내는 메시지이며 생활패턴이 바뀌어 몸이 마음과 맞춰가기 힘들다는 아우성의 일종이다. 마음도 몸과 소통이 안 될 때 메시지를 보낸다. 지나고 보면 별일이 아니었는데 주변 사람들에게 화가 나고 소리를 지르고 싶은 충동이 생기면, 혹시 마음이 나에게 "너 지금 문제 있어"하고 보내는 메시지는 아닌지 확인하자. 거기에다 갑자기 내가 초라해지고 그것 때문에 슬퍼지는 등 감정의 기복이 심해지는 것을 인지했다면 답답한 마음이 답답함에서 벗어나고 싶다는 신호를 자주 보내고 있는 것이다. 또한 나의 주 관심사인 문제를 벗어나 해결의 가능성 없는 문제를 놓고 장시간 걱정을 하고, 이것이 반복되어 마치 시간을 낚는 것과 같은 일이 반복되거나 집중력이 급격히 저하되는 현상도 마음이 나에게 힘들어서 너에게서 멀어지고 싶다는 신호로 받아들이자. 마음이 몸을 통제하지 못하고 소통을 부정할 정도로 답답하게 한 것이 무엇인지 알아내고 해결할 수 있는 방법을 찾아야 한다. 몸과 마음이 함께 주는 메시지도 있다. 충동이나 과잉행동, 지나친 음주와 흡연은 발산해 주지 않고 쌓아 놓은 스트레스가 스스로 폭발한 폭탄과 같다. 이 경우 음주와 흡연은 폭탄을 점화시키는 것이며 충동적 과잉

행동은 폭발한 것이다. 이럴 경우 충동이 예비 징후라고도 할 수 있는데 내가 위험상황에 도달해 있음을 심각하게 받아들여 대책을 강구해야 한다. 폭발을 하면 되돌리기 힘든 상황이 전개 되고 폭발의 결과는 나 하나만의 상처로 끝나지 않기 때문에 오 랫동안 지고 가야하는 짐이 될 수 있다. 그리고 어느 날 갑자기 많은 사람들, 특히 주변의 가까운 가족이나 친구 및 지인에게 미안해지고 후회가 되며 관계를 정리하고 싶어지고 실제로 그렇 게 하고 있는 나를 발견한다면 이 또한 몸과 마음이 함께 보내 는 메시지로 너의 삶을 축소하라는, 더 이상의 스트레스는 넣어 둘 곳이 없다는 신호이다. 더 이상은 불가능 하다는 절박한 신 호일 경우 그 것을 털어내는 것조차 스트레스여서 포기하고 싶 어질 수 있다. 그 때는 적극적으로 도움을 청해야한다. 일단은 공간이 없이 꽉 들어 찬 스트레스를 일정부분 빼낸 후에 스스로 를 위한 대책이 필요하다. 세상에는 오통 차가운 이야기만 난무 하는데 내 주변에는 얼마든지 따뜻한 곳이 있다. 바람이 숭숭 들어오고 찬기가 가득 찬 옛날 구식 집에도 불을 지피는 쪽의 아랫목에 손을 넣으면 온기가 나의 손을 타고 올라오는 것처럼 냉기만 가득한 어딘가에 아랫목과 같은 가족이나 친지, 아니면 전문상담자가 있으며 그들을 찾아 손을 내미는 용기를 가져보 자.

앞에서 몸이 가는 곳에 마음이 따라가고 마음이 가는 곳에 몸도 함께한다고 했다. 이는 몸이 아프면 마음도 아프고 마음이 아프 면 몸도 아프다는 말이 되며, 몸을 고치면 마음도 고쳐지고 마

겸손한 스트레스 오만한 치유

음을 고쳤더니 몸도 좋아졌다는 말도 된다. 몸이 아픈 어떤 사람이 마음을 평안히 가지고 어떤 수련을 했더니 몸이 좋아졌을 때 그 수련의 방법이 질병에 좋다고 홍보하고 맹신하는 경우가 있는데 어떤 특정 마음수련이 특정 질병을 고친 것이 아니라 마음의 평화를 통해 몸의 상태가 호전되고 스스로의 회복력 또는 치유력이 좋아져 질병을 이긴 것으로 이해하는 것이 옳다.

> 세상에는 오통 차가운 이야기만 난무하는데 내 주변에는 얼마든지 따뜻한 곳이 있다.

04 몸과 마음의 소통 상태를 표현하는 생체리듬

나의 몸은 일정한 리듬을 가지고 움직인다. 생체리듬이란 말이 더 편할지도 모르겠다. 뇌는 몸의 조절이 필요할 때마다 신호를 주어 몸을 움직이지만 반복적인 신호가 필요한 경우는 평소의 리듬을 이용한다. 일정한 리듬을 통한 다스림에는 신체조절 센터인 뇌와 조절을 받는 신체가 동시에 리듬의 변화를 인지할 수 있다는 장점이 있다. 몸과 마음의 상호연결 상태가 바뀌게 되면 평소의 리듬에 변화가 생기게 되고 몸과 마음이 변화를 인지하고 행동이나 생각의 변화를 통해 리듬의 변화를 원래상태로 되돌리거나 새로운 조절 기준을 마련하게 된다. 이 리듬을 생체조절리듬 또는 생체리듬으로 설명할 수 있다. 생체리듬은 뇌에 있는 생체시계가 그 기준이 되겠으나 우리가 사용하는 시계와 다른 점은 생체시계가 외부 환경에 영향을 받으며 속도를 조절한다는 것이다.

생체리듬에는 우선 약 24시간의 하루주기를 의미하는 일주성 주기(Circadian Rhythm)가 있다. 일주성 주기는 낮과 밤의 주기로 바뀌는 생리적 변화를 의미하며, 두 종류의 호르몬이 주요 조절자로 알려져 있다. 두 종류의 호르몬은 각성 호르몬인 코티졸(cortisol)과 수면유도호르몬인 멜라토닌(melatonin)이다. 스트레스 호르몬이기도 한 코티졸은 각성 호르몬으로 아침에 일어나면 한 시간 이내에 급격히 혈중 농도 수준이 올라가며 신체를 각성시킨다. 이 후 코티졸은 점점 분비량이 줄어들며 낮과 밤의 생리적 차이를 만들어 낸다. 아침에 최고 수준으로 올라간 코티졸은 오후 1시경에 최저 수준으로 낮아지고 약간의 상승과 하강을 반복하며 유지되다가 다음 날 아침에 다시 상승하는 주기를 형성한다. 아침에 각성호르몬의 분비를 늘리라는 신호는 체온과 눈으로 들어오는 빛이다. 물론 잠에서 깨면서 코티졸이 올라가기 시작하는데 침대에서 일어나지 않고 수면욕으로 비몽사몽 가수면 상태를 유지하면 몸 안의 시계가 새로운 리듬의 시작을 제대로 하지 못하고 켜고 끄기를 반복하며 혼란이 오고 각성이 확실히 오지 못하는 어정쩡한 상태가 되는 것이다. 결국 낮과 밤의 신체활동과 수면주기를 이끄는 것은 빛과 호르몬의 합작에 의해 이루어지는 일임을 알 수 있고 빛과 호르몬에 영향을 주는 모든 요인들이 개인의 수면주기를 포함하는 일주성 주기에 영향을 줄 수 있다. 수면주기에서 빛의 역할이 크기 때문에 낮과 밤이 바뀐 상태에서 낮에 수면이 필요할 경우에는 암막을 활용하여 빛을 충분히 차단하는 것이 숙면을 취하는 방법이다. 밤이 아닌데도 흐린 날에 졸린 것은 빛의 양이 적기 때문에 각성 수준이 낮아지기 때문이다. 일주성 주기를 담당하는 생체시계는 빛과 호르몬 이외에도 지구자전의 영향을 받는 것 같다. 정상 수면 후 새로운 빛이 들어오는 시간이 6시간 이상 차이가 나는 환경으로 이동하면 생체시계가 정상적 주기에서 벗어나 새로운 기준을 맞추는데 시간이 오래 걸리게 되고 정신활동에 제한을 받게 되는데 이것이 시차이다. 이 시차는 동쪽으로 6시간 이상 이동할 때 더욱 심하고 같은 시간과 거리라도 서쪽으로 이동하면 정도가 약해지는 현상이 있다. 태평양을 건너 미국으로 갈 때 시차가 아시아 대륙을 지나 유럽으로 갈 때 보다 시차를 더욱 심하게 느낀다는 것이다.

미국으로 처음 여행을 할 때는 처음일정을 좀 더 느슨하게 계획하고 하루 이틀 지난 후에 바쁜 일정 또는 중요 의사결정이 필요한 회의 등을 계획하는 것이 좋다. 반대로 서쪽으로 향하는 중동 등의 일정에선 시작부터 바쁜 일정을 소화해도 되며 귀국 후 일정을 너무 무리하게 계획하지 않는 것이 좋겠다. 시차는 눈으로 들어오는 빛에서의 시간차와 지구자전이 만들어내는 생체시계의 혼란 상태와 그에 따른 생체리듬의 부적응 상황이다. 그러나 부적응 상황인 시차도 여러 번의 경험을 통해 적응에 필요한 시간을 단축할 수 있다. 몸과 마음의 적응력은 그 만큼 유연하며 단련하기 나름이라 개인차가 더욱 커지는 것이다. 일주성 주기를 관장하는 두 번째 호르몬은 멜라토닌이다. 멜라토닌은 뇌의 분비샘인 송과체에서 분비되는 호르몬이다. 멜라토닌은 밤에 어둠이 오고 대개 오후 11시경 최고 수준으로 상승하며 수면을 유도한다. 이 시점에서 어린이의 경우 멜라토닌의 분비가 성장호르몬과 함께 상승하므로 각성시간이 연장되면 성장호르몬의 분비도 방해를 받을 수 있다. 멜라토닌의 분비로 수면에 들어 평균 6-8 시간의 수면상태를 유지하고 아침에 멜라토닌이 최저수준으로 떨어지면서 코티졸의 지배로 이어지는 것이다. 멜라토닌은 약제로 개발되어 수면유도 약물로 활용되고 있으며, 면역증강제나 성기능 향상 보조 약물로 판매되고 있으나 수면유도 이외의 효능에 대한 연구결과는 확실하지 않고 과학자들 사이에서도 찬반 논쟁 중이다. 멜라토닌의 면역증강 효과는 수면과 연관되는 것이 분명하다. 수면은 몸은 쉬게 하는 역할이외에 단기기억을 장기기억으로 강화시키며, 면역력을 보존하는 역할을 수행하기 때문이다. 잠을 못자고 장기간 일을 하거나 피곤할 때 얼굴이나 몸에 붉은 염증이 생기거나 입술 가장자리에 부스럼이 생기는 것이 수면이 면역력에 미치는 영향을 잘 설명하는 증거들이다. 특히 전쟁 중에 상대편 포로를 고문할 때 잠을 안 재우는 방법이 있다고 하는데 수면을 계속해서 박탈할 경우 개인차가 있겠지만 1주일에서 10일이 지나면 쇼크로 사망할 수 있다. 잠을 계속해서 못 자게 할 경우 창자 및 몸 내부에 공생하는 미생물인 박테리아가 혈관내로 유입되고 유입된 박테리아와 몸 안의 백혈구가 염증반응을 일으켜 전신에 혈액염증에 의한 쇼크가 오면서 사망에 이를 수 있다. 그러므로 절대적인 수면 양 부족이나 수면 질이 나빠서 면역력이 약화되었을 때 멜라토닌에 의한 수면의 양과 질의 향상은 면역력 증강에 도움이 될 수 있을 것으로 유추할 수 있다.

하루의 주기보다 짧은 주기의 생체리듬은 아일주성주기 또는 초일주성주기로 알려진 울트라디안 리듬(Ultradian Rhythm)이다. 하루보다 짧은 주기는 화장실에 가는 간격, 심박, 호흡, 눈 깜박임 등 비교적 일정한 간격을 가지고 반복되는 생리적 현상들을 말한다. 화장실에 가는 간격도 물의 섭취량과 밀접한 관계가 있으나 일일 수분 섭취량과 활동량이 일정한 경우 개인마다 거의 일정하다. 왠지 화장실 가는 간격이 이유 없이 좁혀지고 개운하지 않다면 비뇨기 계통의 질환을 의심해야 한다. 물론 정서적인 문제로 화장실을 자주 갈 수 있다. 많은 사람들이 경험 했겠지만 긴장이나 불안이 있을 경우 화장실에 가고 싶은 생각이 든다. 딱히 긴장할 상황이 아닌데 화장실 가는 간격이 좁혀진 것을 느꼈다면 몸과 마음의 부조화 상황에 놓여 있는지 그리고 불안요소는 없는지 살펴야 한다. 특히 어린 아이의 경우 정서적 불안이 화장실 가는 간격에 변화를 줄 수 있다. 심박과 호흡은 운동을 하거나 심박출량을 늘려야 할 때 증가한다. 심박과 호흡은 급성 스트레스 상황에서 급격히 상승하게 되는데 평소의 안정된 상태에서도 운동하거나 스트레스 상황처럼 빨리 뛰거나 불규칙성이 느껴진다면 이 또한 몸과 마음의 조화에 문제가 있다는 신호이다. 눈 깜빡이는 속도도 일정하여 개인의 특성을 나타내는 척도 중 하나이다. 심박이나 호흡은 본인이 인지하기 쉬운 리듬이나 눈 깜빡임에서의 변화는 본인이 인지하기에는 상대적으로 쉽지 않다. 그래서 눈 깜빡임은 상대방의 정서 상태를 파악할 때 좋은 척도가 될 수 있다. 대개 눈 깜빡이는 속도가 빨라지는 것은 불안요인과 관계가 있다. 옆의 친구와 대화를 하는데 평소의 느낌과 다르게 눈을 자주 깜빡거리는 것이 느껴지면 도와 줄 일이 있는지 물어 봐 주는 센스를 가지는 것도 좋다. 하루보다 짧은 주기의 아일주성 주기가 일상적으로 일어나고 사소한 것으로 여겨 관심을 가지지 않았었다면 지금부터 관심을 가져보자. 작은 신호 안에 나의 몸과 마음이 소통하고 조화를 이루어 가는 수준이 나타나 있기 때문이다. 나의 생체리듬은 물론 주변 가족이나 친구들의 생체리듬이 현저한 변화를 보인다면 상호 조언을 통해 건강을 점검하고 수정될 수 있도록 관심을 가지는 것은 좋은 습관이다. 울트라디안 리듬은 전문가가 필요 없는 영역을 포함하고 있어 인간관계 안에서 상호 관심을 주고받는 도구로 활용될 수 있음을 염두에 두자.

하루보다 긴 주기도 있는데 이것을 인프라디안 리듬(Infradian rhythm)이라 하며 대표적인 것이 여성의 생리주기이다. 남성 호르몬도 인프라디안 리듬을 가지고 있는 것으로 보고되고 있으나 남성의 생활과는 크게 연관을 가지지는 않기 때문에 주목하지 않는다. 여성의 생리주기는 21일에서 40일까지 개인 간 차이가 많이 있다. 몸 안의 스테로이드 호르몬의 분비 주기로 조절되는 생리주기는 스트로이드 호르몬에 의해서 조절되는 스트레스 반응과 겹치는 부분이 있고 스트레스의 영향을 피할 수 없는 부분이 있다. 스트레스가 직접적 영향이라는 구체적 근거는 없으나 생리주기의 변동과 관련성을 가짐은 분명하다. 특히 스트레스를 포함하여 건강쇠약 등의 이유로 배란 후 생리 시작까지의 기간(14일)이 자주 변하는 것은 위험 신호일 수 있으므로 "요즈음 신경 쓸 일이 많아서 그럴 거야"라고 간과하지 말고 전문의 상담을 받아보는 것이 좋겠다. 여성들의 지나친 다이어트도 생리주기에 영향을 줄 수 있다. 당분의 부족은 수면의 질에도 영향을 미친다. 다이어트 뿐 아니라 어떤 이유에 의해서라도 수면의 부족이나 수면 질의 저하는 스트레스 자체이다. 수면과 스트레스 반응은 두 생리적 반응을 시작하는 뇌 시상하부의 호르몬(CRH, corticotropin-releasing hormone)이 겹치고 있기 때문에 수면이 더욱 스트레스와 밀접한 연관을 가지는 것으로 여겨진다.

일부 여성들은 생리기간 중에 아주 특별한 정서적 장애를 경험하기도 하는데 생리 주기 내 특정 시기 동안 스트레스를 받으면 정서적 장애가 더 쉽게 나타나는 것으로 알려져 있다. 생리주기 조절과 스트레스 반응이 모두 스테로이드 호르몬에 의해 조절되고 있기 때문에 정서장애의 원인이 스테로이드 호르몬 체계의 혼동과 관계가 있을 가능성이 있다. 평소에 의도하지 않은 정서적 장애가 높은 스트레스 수준 하에서 더욱 전형적으로 나타날 수 있다. 타인에 비해 생리기간 동안에 정서적 장애가 심하다면 더욱이 스트레스 관리를 잘해서 생리 중 정서적 장애를 다스리는 방법을 찾아야 한다.

생체리듬(수면, 호흡, 심박, 배설, 눈 깜박임 주기, 등)에는 나의 몸과 마음이 소통하고 조화를 이루어 가는 수준이 나타나 있다.

05 아이들이 보내는 몸과 마음의 소통 메시지

세상의 모든 부모들은 자신의 자식들이 건강하고 훌륭하게 성장하여 주변에서 신뢰를 받고 사회와 가정에서 꼭 필요한 역할을 할 수 있기를 바란다. 부모의 희망대로 굴곡 없이 커주면 정말 좋겠으나 때로는 부모가 그리고 선생님들이 감당하기 힘들 정도로 이상행동을 한다. 보통의 부모들은 곤란한 상황에 도달한 후에 원인을 찾고 해결하려는 노력을 하게 되는 경우가 많다. 우리 아이들은 문제의 발단 초반부터 자신의 상황을 은연중에 부모나 주변의 도와 줄 수 있는 사람에게 본인의 의도와 관계없이 메시지를 보낸다는 사실을 알아야한다. 우선 애기들의 울음소리를 생각해 보자. 애기들이 울음으로서 양육자의 관심을 유도하는 것은 분명하다. 그런데 그 울음에도 등급이 있다는 것이다. 아픈 것과 같이 절박하게 해결이 필요한 울음이 있으며, 배고파서 우는 울음이 있고, 용변을 본 후 불쾌감으로 우는 울음이 있으며 잠을 자야 하는데 불편하다는 울음도 있다. 물론 욕구가 채워지지 않았을 때 화가 나서 울음의 강도가 커져 있을 때는 구분하기 힘들 수 도 있다.

우리 아이가 원하는 것을 알아차리려고 관심을 가지면 아이가 보내는 메시지를 구분할 수 있다. 아이에 대한 관심과 아이와 양육자 사이 관계의 설정이 몸과 몸이 그리고 마음과 마음이 하는 대화가 된다. 살과 살이 부딪히는 것을 스킨십이라 하는데 스킨십은 두말 할 나위 없이 대화이다. 스킨십은 기분 좋은 느낌에서 끝나지 않고 아이에게 안정을 주고 믿음을 주고 성장의 발판을 만들어 준다. 좋은 느낌의 스킨십은 아이 뇌의 더 넓은 부위에 사랑의 느낌을 심어주며 신체리듬을 안정화시켜 수면의 질을 좋게 하고 빠른 성장에 도움이 된다. 또한 스킨십은 아이들에게 말을 하지 못하더라도 울음과 같은 방법으로 분명하고 편안하게 의사 표현을 하게 한다. 스킨십은 살과 살이 닿지 않더라도 눈으로 냄새로 엄마의 입김으로도 할 수 있다. 엄마의 사랑이 듬뿍 담긴 말은 그냥 말이 아니라 사랑이다. 엄마의 거칠고 힘에 겨운 숨소리가 아니라 안정적이고 사랑에서 오는 심장소리와 함께 들리는 숨소리는 보약과 같은 존재다. 아이와 양방향의 직접 대화가 되지 않는 유아기에서도 엄마의 대화는 가르침의 시작이며 지혜를 만들어 내고, 아이가 살아 갈 세상에 적응하도록 도와주는 훈육의 시작이다. 부모들은 아이들과 스킨십, 감각간의 교감, 그리고 대화로 이어지는 과정을 통해서 아이의 메시지를 알아차리기 시작해야 이 후 아이가 보내는 메시지의 해석에 오류를 줄일 수 있다. 다리를 펴주기 위해서 무릎을 마사지할 때 떨리거나 힘이 들어가는 근육의 움직임을 느끼며 조금은 아플지 모르지만 시원한 느낌을 익히고, 혈액순환을 잘 되게 하려고 발가락 끝이나 손가락 끝을 만져줄 때 까르르 웃는 웃음에서 간지럽고 조금은 시원할 때 웃는 웃음의 특징을 구분하게 된다. 같은 자극에 다른 반응이 나오면 우리 아이가 하고 싶은 말이 있다는 것은 자명하다.

말을 하지 못하는 어린 아이들의 메시지를 알아차리던 부모에게 말을 잘하는 아이의 의견을 듣고 문제를 해결해 주는 것은 상대적으로 매우 쉬워 보인다. 그러나 아이들이 편안하게 이야기 할 수 있도록 평소에 분위기를 만들어 준 경우에 한해서 쉬워지는 것이다. 유치원에 다니는 우리 아이가 말을 하지 않았지만 유치원을 다녀 온 후 정서의 표현을 얼굴 표정에 싣는다. 엄마가 얼굴 표정에서 아이의 정서를 읽어 주고 자세히 묻지 않고 알아서 나를 감싸 주고 보듬어 준다면 아이와 엄마간의 애착과 신뢰는 더욱 깊어질 것이다. 복도를 걷는 우리 아이 또는 내가 지도하는 아이가 지나치게 복도의 벽에 치우쳐서 걷고 있거나 자세가 웅크려져 평소와 다른 모습이라면 무언가 보이지 않는 잘못을 했던지 불안한 상황에 노출되어 있을 가능성을 생각할 수 있다. 평소에 느끼지 못했던 작은 변화, 예를 들어 눈 깜짝이는 간격이 짧아진 변화를 인지했다면 편안하게 해주면서 문제의 본질에 접근해야한다. 어린아이가 유치원이나 초등학교에서 화장실에 가서 머무는 시간이 길어지는 경우를 생각해보자. 평소보다 화장실 가는 횟수가 잦아졌다면 우선 신체적 변화를 점검하고 화장실 가는 간격이 좁아지고 머무는 시간도 길어졌다면 현재 상황에 대한 회피는 아닌지 생각할 수 있다. 화장실에서 머무는 시간이 오래되어 확인 차 화장실에 갔는데 아이의 손 씻는 시간이 평소보다 길어졌다고 느꼈다면 더욱이 신체적인 문제보다 정서적인 문제가 아이에게 동반되었을 가능성이 있다. 이렇게 우리 아이들은 평소와 다른 생리 현상과 행동 그리고 정서적 표현으로 불편하고 스스로 해결하기 힘든 상황에 필요한 도움을 요청하는 메시지를 보내고 있음을 알아야하겠다. 이러한 행동적 변화나 생리적 변화, 그리고 정서적 변화는 절대적 기준이 있는 것이 아니라 개인의 특성을 파악한 부모나 선생님이 작은 변화 속에서 알아내야 하는 메시지다. 누가 보아도 인지할 수 있는 분명하고 비정상적인 변화는 병적인 것으로 병원을 찾아 전문가의 도움을 받아야하고 주변인만 알아낼 수 있는 변화는 우리 아이가 도움을 줄 수 있다고 믿는 사람에게만 보내는 은밀한 메시지이기 때문에 주변에 있는 부모나 선생님이 은밀하게 알아차려 주고 해결해야 하는 문제이기도 하다. 왜냐하면 들어내기 싫거나 자존심이 상하는 일이라고 생각할 때 보내는 메시지가 대부분이기 때문이다. 물론 스스로 해결할 수 있는 방법을 함께 찾아 주는 것이 좋겠으나 도움이 필요할 경우 적극 개입하되 2차적 문제가 아이의 입장에서 발생하지 않도록 주의하면서 말이다. 즉 아이가 중요하다고 생각하는 그들만의 관계와 아이가 형성한 그리고 형성해가는 공동체에서의 지위에 손상이 가지 않도록 개입하는 것이 중요할 것이다. 여기서 중요한 것은 아이의 메시지에 대한 응답에서 경중을 따지지 말고 공감해주고 문제를 해결하는 방식이어야 한다. 아이에 대한 도움이나 지도는 늘 어떤 도덕적 기준이 있어야하고 그 기준은 일관된 것이어야 한다.

어른에게 사소하고 우스꽝스러운 일일지라도 아이에게는 심각한 문제일 수 있다는 생각에서 출발하고, 우리 아이에게 적용된 기준은 다른 아이를 판단하거나 이야기 할 때도 같은 것이어야 한다. 형의 기준은 동생의 기준과 동일한 것이어야 한다는 것이다. 이러한 문제해결 방식은 차 후 동일한 문제가 발생 했을 때 스스로 헤쳐 나올 수 있는 힘을 길러주고 주변에서 아이들 상호 간 동일한 문제가 발생했을 때 주도적 위치에서 해결 할 수 있는 힘을 길러주는 길이 된다. 또한 일관성 있는 가치 판단의 기준은 우리 아이의 성장과정에서 시행착오를 줄여 주는 지속적 효과를 발휘한다.

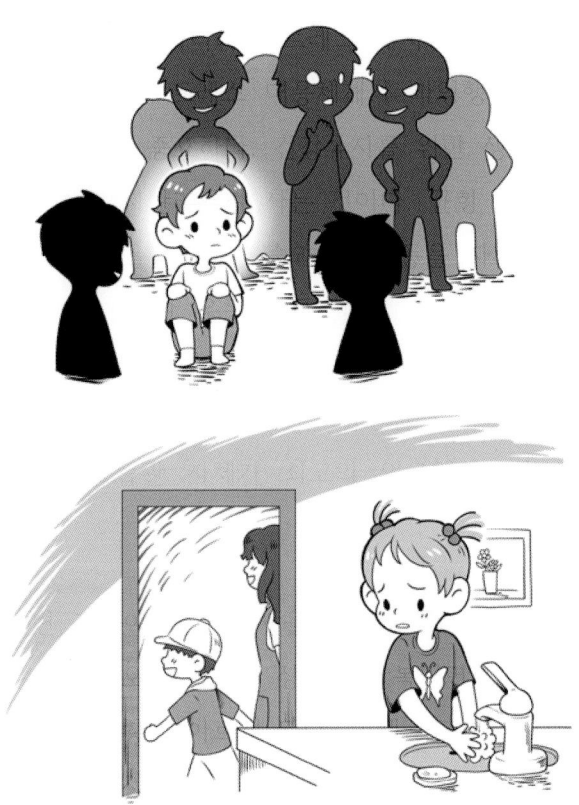

에듀컨텐츠·휴피아
CH Educontents·Huepia

제2장. 스트레스를 범죄자로 내치는 행동

제1장에서는 스트레스를 없어서는 안 되는 기본 옵션으로, 꼭 필요한 존재로 규정하고 스트레스가 본연의 역할을 못하게 되었을 때와 활용을 잘못하였을 때 우리의 건강을 해치는 괴물 같은 존재로 변한다고 강조했다. 여기서는 우리들의 일상 중에 스트레스 본연의 역할을 왜곡시키거나 몸과 마음의 요구를 가볍게 지나칠 수 있는 삶의 태도에 대해서 이야기한다.

01 긴장 없는 삶

스트레스는 우리 몸에 장착된 기본 옵션으로 배척의 대상이 아니라 다스려야 하는 존재라고 강조한 것은 일정 수준의 스트레스를 유지하는 것이 건강 유지에 절대적이기 때문이다. 긴장을 해야 이완도 가능하고 생활에 오르고 내림이 있어야 활성이 유지된다. 생활에 활성이 없다는 의미는 오늘 내가 왜 이렇게 기운이 없지? 아니면 "왜 이렇게 찌뿌둥해" 하는 생각이 드는 상황을 생각하면 쉽게 다가올 것이다. 어린 아이들을 보자. 조그만 일에 까르르 웃고 별거 아닌 일에 울음이 터진다. 기쁨과 슬픔 사이에서 감정이 쉽게 이동하고 쉼 없이 움직인다. "이 녀석 기운도 좋아"라는 말이 의미하는 것이 신체나 마음의 활성이 좋다는 의미이고 생리적으로는 자율신경의 밀고 당기기가 활발하고 긴장상태를 유지한다는 의미이다. 결국 어떠한 자극에 쉽게 반응을 하지 않는 것이 긴장이 없는 것이며 몸과 마음의 긴장을 풀어 버리는 행동에 해당한다.

오랜 시간 한 직장에서 일하고 정년을 맞이하신 분들이 있다. 정년을 맞이하고 제2의 삶을 설계하는 방식에는 대략 두 가지가 있는 것 같다. 하나는 그 동안 참 고생 많이 했고 할 만큼 했으니 나도 보상을 받을 때가 되었다. 그래서 지금부터는 좀 쉬면서 천천히 그 동안의 삶을 뒤돌아보고 여생을 즐겨야겠다. 또 하나는 그동안도 열심히 일했지만 아직은 할 일이 많고 자식도 어린데 일을 해야 하고 게다가 나는 아직 젊다. 그래서 새로운 일을 찾는 분들이 많다. 특히 현직에 있을 때 정말 열정적으로 일했던 분들의 경우 은퇴하여 일을 손에서 놓았을 때 건강을 잃는 경우가 간혹 있다. 그럴 때 사람들은 "저분 긴장이 풀어져서 그런가봐"라는 말을 많이 하는데 긴장이 풀어졌다는 의미는 무엇이고 왜 긴장이 풀어졌는데 건강을 잃게 되는 이유는 무엇인지 궁금해진다. 일단은 긴장이 건강에 매우 중요한 요소라는 생각이 든다. 어떻게 긴장이 건강을 유지시키데 도움이 될까? 물론 여기서의 긴장은 시각을 다투는 위험한 것이나 과중한 업무로 말미암아 수면 등 일상생활에 방해가 되는 과도한 수준의 일시적 긴장을 의미하는 것은 아닐 것이다. 다만 일을 수행하고 어떤 일을 완수하기 위해서 출퇴근 시간을 지켜야하고 가능한 최선을 다하는 일상, 그 정도의 긴장은 건강에 유리하다는 말이다. 다르게 표현하면 출퇴근 시간을 지킬 필요가 없기에 생활리듬에 긴장이 없고, 일상의 변화 없이 쉬면서 사는 것은 건강에 불리하다는 의미가 된다. 은퇴는 주어진 기간 동안 열심히 살아오면서 일에서 어느 정도 업적을 쌓고 가족부양의 의무를 다한 사람들이 치열한 삶의 현장에서 한 발짝 옆으로 비켜서는 것을 의미한다. 직장에서의 은퇴가 가족 부양의 의무에서 물러섬을 넘어 나의 삶, 그리고 나의 가족과 지인들과 얽혀있는 관계조차 한 발짝 물러서는 것으로 판단하면 안 된다. 은퇴가 출퇴근이나 과업을 마쳐야 하는 시간, 또는 직장에서의 상하관계나 경쟁 직종과 벌이는 투쟁 같은 삶에서 오는 물리적 긴장에서의 해방을 의미하는 것이지 "내 인생은 이제 한 물 갔어"와 같은 마음가짐으로 정서적 긴장을 스스로 이완하는 시기는 아니다. 새로운 직장을 찾아 제2의 인생에 접어들지 않더라도 직장에서 축적된 노하우나 틈틈이 갈고 닦은 취미 등을 활용하여 재능 기부도 할 수 있고 비슷한 사람들과 모여 재미를 느끼면서 삶의 풍요나 운동 등을 즐길 수 있다면 그것도 긴장이다. 직장생활에서 못 느끼고 살았던 살맛나는 세상에 대한 사랑을 느끼고 내 삶에 대한 애착을 유지하는 것이 멋지고 건강한 은퇴 후 생활을 유지하는 비결이다. 미국에서 빨간 색 스포츠카의 소비층은 부유한 집안의 자녀들이나 은퇴를 한 중산층의 노인들이라는 이야기를 들었다. 이유는 은퇴 시기까지 장기대출 받은 집값을 상환하고 자식들을 독립시킨 은퇴 세대들이 이제부터는 나를 위해 투자하고 그동안 하고 싶어도 못했던 것을 새롭게 해보기 위한 욕구 때문일 것이다. 새롭게 젊음으로 돌아가 젊음의 마음으로 살아가는 흥분되는 삶이 적당한 긴장의 본보기는 아닐까?

한편 젊은 사람들 중에도 긴장 없이 사는 사람들이 있다. 직장을 잡기에 매우 힘든 세상임에 분명하지만 아예 포기하고 부모에 기대어 사는 사람들이 그들이다. 소위 레알 백수이다. 어디 직장에 지원해 본 경험이 없고 지원해 볼 생각조차 없는 그런 사람을 의미하는데 그럴 경우에 개인 간 차이는 있을 수 있지만 대부분 긴장의 정도는 매우 낮을 것이다.

겸손한 스트레스 오만한 치유

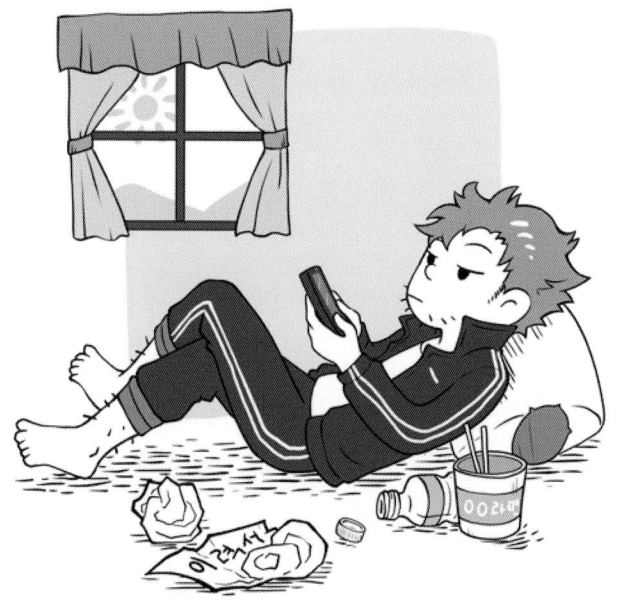

이 사람들의 건강은 어떨까? 물론 나이에 관계없이 적당한 긴장이 없으면 건강에 좋을 것이 없다. 이유는 스트레스다. 이미 설명된 바와 같이 질병의 유발과 같은 비상상황에 대비할 스트레스 반응의 스위치가 꺼져 있어 문제가 된다. 적정한 스트레스를 유지하지 못할 때 몸은 스트레스에 대비할 능력을 점점 상실하게 된다. 스트레스에 대비할 능력을 상실한다는 것은 우리 몸이든 마음이든 긴박한 상황이 다가왔을 때 초기에 제압할 대응체계를 갖추지 못했다는 뜻도 된다. 어떤 숙련된 운전기사의 예를 앞에서 든 바 있다. 자동차를 운전함에 있어 처음에 약간씩만 핸들로 수정을 해주면 바른 길로 가는데 처음에 자동차가 의도하지 않는 길로 갈 때 초동조치를 하지 못하면 자동차가 사고를 내는 것처럼, 스트레스가 없는 삶은 초동조치를 시작해야 하는 시점에 대응을 못해서 잘못이 수정되지 못하고 악화되는 경우를 만들기 때문이다.

일을 새롭게 시작하지 않더라도 긴장을 유지하는 좋은 방법은 주변에 널려있다. 새로운 것을 배우는 일은 나를 적당히 긴장시킨다. 나이가 들었다고 해서 배우는 것을 완전히 멈추면 안 된다. 세상이 끊임없이 변화하기 때문에 배울 것은 얼마든지 있다. 배우면 활용할 수 있는 것이 너무도 많은 세상이기 때문에 배우는 것을 놓지 않음이 긴장을 놓지 않는 좋은 방법이 될 수 있다. 평생교육이라는 말이 있는데 이는 죽을 때까지 평생 배울 것이 주변에 널려 있다는 뜻이기도 하고 변화가 심한 세상에 살고 있기 때문에 평생 배워야 된다는 뜻도 된다. 나이 드신 분들이라면 익숙하지 않은 컴퓨터를 배우고 스마트폰의 사용법 등을 익혀가면서 젊은 세대들과 소통할 수 있는 방법을 배우는 것도 좋을 듯하다. 젊은이들에게는 내가 평소에 배우고 싶었던 외국어를 배우는 것이라든지 한자공부를 추천한다. 좀 더 가볍게 시작하는 방법은 오랫동안 하고 싶었던 것이나 배우고 싶었던 것을 새롭게 즐거운 마음으로 시작하는 것이다. 즐거운 마음으로 새로운 것을 시작하고 새로운 것을 배워가는 것이 가볍게 긴장을 유지하면서 건강을 유지하는 방법 중 하나이다.

또한 창조적인 작업을 하는 것, 즉 새롭게 무엇인가를 만드는 것도 긴장을 유지하면서 건강을 유지하는 좋은 방법 중 하나이다. 창조적 작업을 한다는 것이 매우 거창하게 들릴 수 있는데 전혀 그렇지 않다. 창조는 단순하게 생각하면 새로운 것을 만든다는 의미이고 나만이 가질 수 있는 것을 스스로 만들거나 리폼하는 것도 나만의 창조이다. 예를 들면 목공을 배워 아빠의 정성이 들어간 조그만 가구를 만들거나, 아이의 책상 위에 아빠의 정성으로 키운 화분을 놓아 주는 것과 같이 나와 우리 가족이 사용할 조그만 소품을 만들어 보는 것도 이에 해당된다. 우리 아이들이 초등학교와 유치원에 다니던 시절 아내와 나는 집에 배달된 커다란 냉장고 박스를 리폼해서 베란다에 아이들의 놀이용 집을 만들어 준 적이 있다. 아이들이 형형색색의 장난감 집과 인형을 가지고 노는 것보다 훨씬 재미있어 하였다. 그것은 투자 대비 대만족의 경험을 안겨준 좋은 기억이 되었다. 세상 어디에서도 볼 수 없는 나만의 장난감이나 소품을 엄마 아빠가 나에게 만들어 준 기억은 쉽게 지워지지 않는 사랑의 기억으로 남을 것이다. 이렇듯 일상에서 할 수 있는 창조는 거창하고 사회에 임팩트 있는 물건을 만들어내는 것만이 아니라 나와 내 가족에게 또는 누군가가 필요로 하는 것들 중 내가 할 수 있는 것을 만들어 주는 것이다. 여성분이라면 재봉틀을 이용해 헌 옷을 리폼하거나 새 옷이라도 나만의 옷으로 약간의 변형을 주어 개성을 표출할 수 있는 옷으로 만들고, 아이나 키우는 애완동물의 옷을 만들어 주는 것, 조금 더 나아가 지인에게 필요한 앞치마를 만들어 선물하는 것도 창조적 활동이다. 창조적 활동에 취미가 더해지면 더욱 시너지 효과를 낼 것이다. 내가 잘 할 수 있는 것, 잘하는 것으로 가족, 친구들과 즐거움을 나누는 과정 안에 창조적 활동을 끼워 넣으면 기쁨은 배가 될 것이다.

창조는 만드는데 국한되지 않는다. 새로운 생각과 새로운 아이디어를 창출해 내는 것도 창조이다. 현재 우리 집에 가족 전체를 연결하고 소통하는 구체적인 방법이 없다면 구성원 모두가 동의하고 편안해 할 수 있는 시간과 장소를 정하여 정기적 식사나 게임을 하는 것도 창조의 좋은 사례이다. 구성원들이 서로에 대한 배려와 사랑을 느끼게 하는 소통의 방법을 찾아가는 과정도 새로운 아이디어를 만들어 내는 창조의 과정이다. 사회 정의나 환경보존에 관심을 가지고 환경 지킴이로 활동하는 것도 건강한 나라를 후손들에게 물려주기 위한 창조적 활동이다. 창조를 부와 연결하여 생각하는 것은 국가가 하는 것이고, 나를 중심으로 한 창조는 재물을 떼어 놓고 나와 가족이 필요한 것을 만들고 생각해 내는 것이며, 이러한 활동에서 오는 에너지는 긍정적 스트레스로 연결된다. 이렇듯 우리 몸과 마음의 건강에 긍정적인 효과를 가지는 긴장된 삶이 평소 나와 가족, 그리고 사회와 국가의 건강에 기여할 수 있는 진행형의 효과를 만들 수 있다.

02 지나친 승부욕

우리가 살고 있는 현대사회를 경쟁사회라고 한다. 경쟁해서 이기는 자가 지는 자의 것을 송두리째 가져오는 방식에 가깝다. 그래서 긴장과 경계의 끈을 놓고 살수가 없고 사는 것 자체가 스트레스라는 말을 한다. 그러나 스트레스는 스스로 만들어 내는 스트레스도 많다는 것을 간과해서도 아니 된다. 이렇게 이야기를 하면 비판의 목소리가 적지 않게 나온다는 사실을 모르는 바 아니다. 각자의 삶에서 삶의 무게가 다 다르고 일반화해서 할 수 있는 말이 아니기 때문이다. 필자는 텔레비전에서 하는 생활의 달인이라는 프로그램을 즐겨 보았었다. 그 프로그램은 사회의 각계각층에서 일을 하는 사람들 중에 한 가지 일에서 다른 사람보다 월등히 잘하는 사람들을 찾아 소개하는 프로그램이다. 월등히 잘한다는 기준은 텔레비전을 보는 시청자들의 기준에도 매우 어려운 과제를 수행해 내는 신기에서 찾을 수 있다. 예를 들어 찐빵을 매우 빠른 속도로 예쁘게 만드는 달인의 경우 반죽에서 정말 놀라운 속도로 반죽을 일정한 크기로 떼어내어 단팥을 넣고 빵을 빚는다. 반죽을 매우 빠른 속도로 떼어 내었음에도 불구하고 한 번에 떼어낸 반죽을 저울로 달아보면 한 치의 오차도 없이 40g이다. 더욱 놀라운 것은 한 번 떼어 낸 반죽이 모라라는 듯 다시잡고 반죽을 아주 조금 떼어 보태기도 하는데 조그만 조각의 반죽을 붙인 한 덩어리의 반죽은 여지없이 40g이었다. 놀라지 않을 수 없는 정확함이다. 저것이 손의 감각만으로 가능한 것인지 하는 의심을 넘어 경이로움이 느껴진다.

이렇듯 생활의 달인들은 시청자의 기대를 저버리지 않는다. 나는 대단한 기술을 감상하는 것도 신기해서 좋지만 달인들 개개인을 보고 있는 것만으로도 즐거움을 매번 느낀다. 생활의 달인에 나오는 분들은 한 분야에서 수십 년의 경험을 가진 어르신들만 있는 것이 아니라 나이 어린 젊은이부터 어르신들까지 다양하다. 자신의 일에 만족하면서 최선을 다하고 어려움을 극복한 사람들이 달인이 되는데 그것만으로는 달인이 되는데 부족하다고 느껴지는 것이 한 가지 있다. 무슨 일을 하든지 즐거움을 달고 살아야 가능하다는 것이다. 텔레비전을 보는 내가 즐거워지는 것은 무슨 일을 하던지 달인들의 얼굴 표정에 즐거움이 배어 있기 때문이다. 프로그램의 감독이 주는 과제를 완수하고 놀라워하는 주변사람들의 환호에 수줍게 웃는 모습에서 승자의 거만함은 찾아볼 수가 없다. 별것 아닌데 하는 겸손함이 배어 있다. 누구를 이기기 위한 승부에서 얻어진 것이 아니라 내게 주어진 일과 매일매일 승부를 하지만 승패에 일희일비 하지 않으며 살아 온 결과이다. 승부는 이길 수 있는 승부일 때 할만하다. 작은 승부는 내가 충분히 제어할 수 있는 스트레스를 만들지만 상대적으로 큰 승부는 내가 감내할 수 없는 스트레스를 만들 수 있다. 내가 충분히 다룰 수 있는 승부는 나의 건강에 좋은 스트레스를 만들지만, 승부를 예측할 수 없고 장시간에 걸친 큰 승부는 나 혼자 상대하기 버거운 스트레스를 만들어낸다. 지나친 승부를 스스로 만들어 내는 것은 내 안에서 나를 도와주는 스트레스를 밖으로 내 몰며 이별을 통보하는 것과 같다. 경쟁 없이 살아갈 수 없는 사회이지만 한 번의 큰 승부에 전부를 걸지 말고, 큰 승부를 잘게 잘라내어 상대적으로 승리할 확률이 높은 작은 승부를 하며 사는 것이 현명하다. 잘게 잘라낸 승부이기에 수시로 승리의 기쁨을 맛볼 수 있다. 설령 실패를 경험하더라도 손실이 크지 않다. 또한 어쩔 수 없이 경험하는 작은 패배는 좀 더 큰 실패에도 견딜 수 있는 힘을 길러준다는 사실에도 의미가 있다. 작은 승부는 스트레스 입장에서 보면 또 다른 장점도 있다. 승부가 빨리 끝난다는 것이고 스트레스가 나쁜 쪽으로 커가는 것을 방지할 수 있는 방법이라는 것이다. 인생이라는 긴 여정에서 성공이라 여기는 큰 승부를 짧게 끊어서 작게 승부하되 이길 수 있는 승부를 반복하여 누적하는 것이 큰 승부에서도 이기는 왕도라는 것이다. 한편 승부를 짧게 가져가는 것은 상대를 잘 골라야 할 수 있다. 상대 하려는 경쟁 대상자가 사람이나 단체가 되면 승부는 길어질 수밖에 없다. 작은 승부는 나에게 주어진 하루하루의 일이나 단기간의 과제와 할 때 가능하다. 생활의 달인들이 가르쳐 주는 것이 바로 일상에서 하는 작은 승부가 이기기에 수월하고, 승부에서 얻어진 승리의 작은 기쁨과 그것의 누적된 결과가 또 다른 승부에서 나의 힘이 된다는 것, 그리고 작은 승부라도 누적되었을 때 큰 성취를 얻을 수 있다는 것이다.

우리나라의 많은 학부모들은 자식들에게 목숨을 거는 것과 같은 큰 승부를 강요한다. 많은 학자들이 특별한 자원이 없고 한국동란으로 폐허가 된 우리나라가 이렇듯 경제 대국으로 성장할 수 있었던 발판은 우리나라에 글을 모르는 사람이 없고 부모들의

제2장. 스트레스를 범죄자로 내치는 행동

교육열이 높아 이루어질 수 있었다고 분석한다. 미국의 오바마 대통령도 한국의 경제성장을 이야기하며 한국의 질 높은 학교교육을 예로 들었다고 한다. 부모의 교육열이 개인의 성공과 국가의 경쟁력을 높이는데 기여를 하였다고 인정하더라도 과대 경쟁을 감내하면서 성장해 온 젊은이들과 일부 어린 학생들에게 주어진 창조적 소양교육 기회의 박탈 등도 간과할 수는 없다. 여러 가지 가능성을 가지고 교육받지 못하고 일방통행식의 주입식 교육과 성적을 요구받고 학창시절을 보내는 것이 어제 오늘의 일만은 아니다. 여기에는 우리 사회의 뿌리 깊은 서열 문화가 기여해 왔다. 그나마 다행인 것은 서열에 익숙한 세대가 점점 주류에서 멀어지고 있다는 것이다. 어린 시절에서부터 우리 아이가 그 또래의 남이 집 아이를 이겨야 한다는 교육관에서 벗어나는 것이 좋은 부모가 되는 길이고 우리 아이의 내면에 있는 스트레스를 괴물로 키우지 않는 방법이다. 학업 성취도에 있어서 아이들마다 차이가 있을 수 있고 비교되는 수치가 있을 수 있으나 그것은 비교하는 그 시점에서의 차이일 뿐이다. 성장을 하면서 어느 시점에서의 비교 우위가 인생의 승패를 결정하지 않는다. 부모가 가지는 순간의 기쁨을 아이의 성취와 연결하지 말자. 세상을 바꾸는 15분의 강연에서 미래형 인재를 언급한 전 서울시 교육청 정책보좌관의 강의내용에 동의하며 그 분의 강연 내용에 부쳐 스트레스를 부연 설명한다. 지금까지 우리나라의 경쟁력이 선진국인 미국이나 일본 그리고 일부 유럽 선진국들의 기술을 모방하거나 위탁된 제품을 잘 만들어 수출을 하고 그것으로부터 부를 축적하는 방식에서 얻어졌다. 그러나 지금의 어린 학생들은 세계적인 기술력으로 창의적 신제품을 만들어내지 못하면 현재의 국가경쟁력을 잃을 수 있는 새로운 도전의 시기를 살게 된다. 세계 시장을 선도하는 시대에 잘 적응하고 경쟁력을 갖춘 인재로 성장하는 것은 다른 사람들보다 학교에서 배운 지식을 잘 외우고 축적하는 것이 아니고 창의적인 아이디어를 갖추어 나가는 것이다. 창의적 아이디어와 스트레스는 상극이다. 스트레스는 현실에서 부딪히는 곤란함을 피하는데 목적을 두고 있기 때문에 새로운 것을 생각하고 만들어내는 아이디어와는 상극이다. 친구와의 협력이 아니라 순위를 놓고 벌이는 지나친 경쟁과 승부는 우리를 지키라고 만들어 놓은 스트레스를 변질시켜 우리 아이의 호기심을 차단하고 창의적 생각에서 멀어지게 한다. 순위 경쟁으로 만들어진 스트레스는 미래사회에서 우리 아이들의 경쟁력을 상실하게 만드는 위험요인이다. 물론 창의적 사고만이 경쟁력은 아니고 문제해결을 위한 지식을 갖추는 것도 중요하다. 그러나 지식을 축적하는 것은 누구를 이기기 위한 것이 아니라 나에게 주어진 어떤 일을 해낼 수 있는데 필요한 것이 되어야 한다. 앞으로의 사회에서 필요한 또 하나의 경쟁력은 어떤 일이든 주어진 임무나 과업을 다른 사람들과 협력하여 완수할 수 있는 능력이다. 이러한 문제해결 능력은 누구와의 승부에서 얻어지는 것이 아니라 다른 능력을 가진 사람과 협력에서 얻어지는 경우가 많기 때문에 스트레스가 끝없이 동반되는 경쟁과 승부에 멀어져 다른 사람과의 협력을 이끌어 낼 수 있는 능력을 키워주는 것이 경쟁력이다. 다른 사람과의 협력이 중요해지는 것은 복합화 되는 사회에서는 더욱이 필연에 가깝다. 여러 기술이 합쳐져 새로운 제품이 만들어지고 독립되었던 지식분야 상호간 융합으로 새로운 패러다임의 체계가 만들어진다. 부모세대는 경쟁에 익숙하고 남의 아이디어를 모방하는 시대에 살았기 때문에 빨리빨리 답을 내는 것이 정답인 줄 알았는데 앞으로 우리 아이들이 활동할 시대에는 느리더라도 참신하고 지금까지 세상에 없던 새로운 것을 만들어 내고 주어진 임무를 모든 사람이 동의하는 방법으로 해결하는 것이 정답이다. 정답을 찾기 위해 다른 전문분야의 사람들이나 같은 분야의 사람이라도 일을 나누어 처리하고 융합하는 능력이 경쟁력인 동시에 창의력과 경쟁력을 방해하는 스트레스가 엉뚱한 일을 하지 못하도록 막는 것이다. 주어진 임무나 과업의 크기가 크고, 복합화되어 융합된 분야가 많이 섞여 있을수록 스트레스의 크기가 커지기 때문에 협력을 통한 공동의 임무수행은 큰 크기의 스트레스를 나누어 괴물의 모습이 아닌 곁에 둘 수 있는 애완동물의 모습으로 바꿀 수 있는 방법이라는 의미이다. 승부를 해야 생존할 수 있는 사회에서 승부를 피하라는 것이 아니라 승부하는 방법을 바꾸어 승률이 좋은 승부를 하고 패하더라도 피해가 작은 승부를 하라는 것이다.

한편 대부분의 학교 교육을 수용해야하는 청소년기는 뇌의 구조변형이 활발히 일어나는 시기이기도 하다. 특히 사회적응력과 관계된 실행기능이 갖추어지는 단계라 할 수 있다. 청소년기에는 특히 전두엽의 구조변형이 활발하게 일어난다. 뇌의 실행기능과 연관을 많이 가지는 구조변형은 어떤 행동을 함에 있어 실제로 확신에 차서 하느냐 아니면 왜 이런 것 하면 안 되고 또 어떤 것은 해도 되는지에 대한 끊임없는 질문과 경험을 통해 얻어지는 확신이 만들어낸다. 여기서 획득된 직간접의 경험은 성인이 된 이후 일관된 행동 특성으로 나타나게 된다. 결국 이 시기에 얻어진 경험이 인생 전체의 행동양상에 지대한 영향을 줄 수 있다는 뜻이다. 경험이 부족한 것으로 인해 확실하지 않으면 시도를 해보고 싶고 그 과정에서 부모나 선생님들과 갈등을 빚게 된다. 경험이라고 하는 것은 직접 실행해 본 결과로 얻어진 것일 수 있고, 책이나 교육을 통해 간접적으로 얻어진 경험이 있을 수 있다. 혀에 피어싱을 하고 오토바이를 타고 질주하고, 머리에는 금발이나 빨갛고 노랗게 염색을 해본다. 그것이 위생적으로 안전하지 않으며, 위험하고, 다른 사람들에게 지나친 주목을 받아 불편하거나 혹은 혐오감을 줄 수 있다는 이야기가 체험을 해 보기 전까지 이해되지 않을 경우 강한 실행 유혹에 빠진다. 실제로 해보니 혀에 염증이 생기고 식사와 말을 할 때에 혀의 움직임이 불편하다. 오토바이로 질주하는 것이 나 자신도 위험할 뿐 아니라 다른 사람도 다치게 할 수 있으며, 특별한 색으로 머리카락을 염색하는 것이 여러 사람의 시선을 받아 생활하기에 불편하다는 것을 알아차리는 산 경험을 하게 된다. 실제 불편상황을 경험한 청소년들은 어른들이 이전에 들려 준 조언의 의미를 깨닫고, 스스로 결정하여 수정한 이후에는 불편한 행동을 반복하지 않는다. 그렇다고 모든 궁금한 것에 대해 모두 실행해 보고 확신을 가지는 것은 아니다. 확실한 간접 경험은 부모의 일관된 교육의 자세와 다른 사람의 삶을 통해 얻을 수 있다. 가장 좋은 것이 책이다. 지나친 승부에 지친 우리의 아이들은 스스로 실행을 해보거나 책을 통해 다른 사람들의 삶을 엿봄으로서 얻을 수 있는 기회를 상실한 상태로 어른이 되어간다. 경험도 없고 실제로 스스로 의사결정을 해 본적이 없는 사람은 무엇인가 결정을 해야 하고 문제해결을 위한 책임이 주어졌을 때 방향을 잡지 못하고 극심한 스트레스에 고통을 받을 수 있다. 그래서 학교 교육과 방과 후 교육의 양상이 바뀌어야한다. 스스로 동료 학생들과 어울리면서 조그마한 일부터 혼자 결정하고 또는 또래들과 관계 속에서 해결책을 찾는 기회를 가져야한다. 그러나 대다수 학생들의 일과는 아침 일찍 학교에 가서 서로에게 자신이 얼마나 공부했는지 감추며 견제하고 학교의 정규 시간이 끝난 이후에는 자율학습과 학원 등에서 시간을 보내며 자투리 시간에는 스마트폰이나 인터넷과 함께하는 생활들로 채워진다. 그런 생활양식으로는 혼자 결정하고 문제를 해결하며 수시로 다가오는 스트레스를 제어하는 성숙된 인간으로의 성장을 보장받지 못한다. 이제 우리 아이들에게 진정한 성인으로 성장할 수 있는 기회를 만들어 주자. 스트레스를 눈덩이처럼 불리는 기술을 가진 아이가 아니라 조그만 스트레스라도 다가오면 하나씩 미리미리 쓸어버려 눈이 쌓여 미끄러져 넘어지거나 눈에 파묻히는 것을 스스로 피할 수 있는 건강한 아이로 키워야한다.

세간에 이목을 집중시킨 사건들의 중심에 캥거루족이란 단어가 있다. 어른이 되어서도 부모의 곁을 떠나지 못하고 부모에게 의존하여 사는 애어른들을 일컫는 말이다. 캥거루족에게 부모의 경제력에 대한 의존도는 절대적이다. 그런데 어른이 된 캥거루족의 경제력을 강제로 제어 했을 때 부모를 살해하거나 폭력을 행사하는 범죄를 저지르게 되는 경우가 여러 번 있었다. 부모의 곁을 떠나지 못하는 이유 중의 하나가 스스로 문제를 해결하고 혼자 설 수 없는 상태에 있기 때문이다. 배워야할 시기에 스스로 결정하고 행동하는 독립적 결정력을 행사해 본 경험이 없기에 독립적 삶을 살아가는 방법을 못 배운 것이 원인이다. 우리 사회의 교육제도나 부모의 양육태도가 캥거루족을 양산하지는 않았는지 반성해야하는 대목이다. 캥거루족의 증가는 청소년 시기에 반드시 경험해야 하는 시행착오의 기회와 의사결정 능력을 길러주어야 한다는 것을 일깨워주는 현상이다. 특히 청소년 자녀를 키우는 부모들은 이 현상을 반면교사로 삼아야한다. 분리나 독립을 두려워하는 현상은 호수나 시냇가의 물고기에서도 충분히 배울 수 있다. 지나가는 사람들이 주는 과자나 강냉이에 익숙한 물고기는 더 이상 먹이를 자연에서 찾지 않고 사람이 지나는 길목에 모여 있다. 자연의 먹이를 먹지 않은 물고기의 생명력은 이야기할 필요도 없이 보잘 것 없다. 쉽게 병에 걸리고 수명이 단축되며 몸이 불어난 물고기의 죽음은 하천을 오염시키고 건강하지 못한 환경을 만들며, 건강하지 못한 환경은 고스란히 물고기에게 필요 이상의 먹이를 준 사람들에게 되돌아온다. 사람이나 자연에게 스스로 스트레스를 해결할 수 있는 방법을 알려주지 않거나 기회를 주지 않으면 스트레스를 몸에 쌓아 놓게 된다. 누적되어 독이 된 스트레스는 주변에 있는 다른 생명체나 사람들에게 나누어진다.

03 일관성 없는 언행 vs. 신념

일관성이 없다는 것은 기준이 없다는 것이며, 기준이 없다는 것은 사회적 관계에 소홀하며 산다는 것이다. 우리는 주변인들과 좋은 관계 속에서 살 때 행복하다. 좋은 관계를 만들기 위해서 친구들과 어울리며 동창회도 나가고 친목회나 동아리도 만들며 살아간다. 사회적 관계를 유지하는데 전제되는 것이 신뢰를 얻는 것이고 신뢰를 상대방에게 주는 것이다. 상호간 신뢰를 만드는 중심에 일관성 있는 언행이 있다. 일관성을 상실한 언행은 사회적 동물인 인간사회에서 신뢰를 잃는 원인 중 으뜸에 해당한다.

결혼은 해도 후회 안 해도 후회라고 말하는 사람들이 있다. 부부가 함께 살면서 사랑을 나눌 뿐 아니라 서로 어려움을 돕고 곤란함을 나누며 살아가는 기쁨과, 반대로 관계가 원만하지 못할 때 누적되는 스트레스의 무게를 비교해서 얻은 결론이라 여겨진다. 사람과 사람의 관계에서 나눔과 나눔으로서 얻어지는 관계는 수학의 계산처럼 원래의 반이 되거나 또 두 배가 되는 것은 아니다. 원래의 것을 반으로 나누었는데 똑 같이 하나씩 가지게 되고 둘이 가진 하나씩을 합쳤는데 그 합이 둘이 되는 것이 아니라 셋이 되고 넷, 다섯도 될 수 있는 것이 인간과 인간의 관계에서 오는 나눔과 더함이다. 인간 사이의 셈법에 영향을 주고 그때그때 달라지게 하는 것이 인간 사이에 놓여있는 신뢰로 생각된다. 신뢰가 없는 관계는 금방 금이 가고 더 이상 더

하거나 빼는 일이 없어진다. 그러나 아이러니 하게도 인간사회는 신뢰가 없는 사이임에도 불구하고 함께 살아가며 관계를 맺어야하는 공간이기도 하다. 신뢰가 없는 상황에서의 공존은 정신적 스트레스다. 불신은 나의 행동을 제한하며, 그것은 신뢰의 저편에 있는 상대방도 마찬가지이다. 피할 수 없는 관계는 차치하더라도 내가 만들어 가는 작은 공동체에서 신뢰를 바탕으로 살아가는 것은 스트레스가 변질되는 것을 최소화하는 것이며, 반대로 신뢰가 없더라도 어쩔 수 없다는 가정 하에 묵인하며 관계를 지속하는 것은 내 안에서 스트레스를 폭탄으로 변질시키는 행위이다. 관계를 맺고 있는 서로에게 폭탄을 안기는 불신은 일관성 없는 언행에서 비롯된다는 사실에 주목하자. 일관성 없는 언행은 직선의 대로를 멀리하고 구불구불한 길을 가거나 막힌 길을 선택하여 되돌아 나올 수밖에 없는 길을 선택하는 것과 다르지 않다. 굽어진 길이 물길이라면 더욱 분명하게 설명이 된다. 굽어지고 흐름이 막힌 물길은 물을 고이게 하고 고인 물은 결국 부패하고 악취를 풍기게 된다. 스트레스가 나갈 수 있는 길을 스스로 막아 쌓아 놓고 결국에는 썩어가도록 하는 일관되지 못한 행동은 나 자신을 고립시키고 사회적 관계 회복을 어렵게 한다.

과도한 스트레스를 이기게 도와주는 중심에 사회적인 지지가 있다. 예를 들어 암 환자는 치료가 끝난 이후에도 피로감이 지속돼 의사의 도움이 필요하며, 일반인에 비해 우울증 위험이 상승된다고 한다. 이는 가족, 친구, 주변인을 비롯한 사회적 기반을 이루는 전문기관 등의 도움과 지지가 필요함을 의미한다. 자신의 문제해결 능력을 벗어난 일에 직면했을 때 사회적 관계 안에서 사회적 지지를 최대한 이끌어 내야한다. 어떤 사람의 일관된 행동은 많은 사회적 지지를 이끌어 내지만 반대로 일관성 없는 행동은 사회적 지지를 배척하여 고위험 수준의 스트레스 해소를 어렵게 만든다. 사회적 지지는 개인의 사회적 지지자인 가족, 친구, 직장 동료, 또는 접근 가능한 전문가 등의 긍정적 자원이 스트레스 상황에서 받는 부정적 영향을 완화시켜 주는 것을 의미한다. 부연하면 사회적 지지는 사회적 관계 안에서 개인의 정서나 행동에 필요한 정보를 주거나 조언을 하고, 시간이나 금전 등의 구체적인 도움을 나타낸다. 결국 사회적 지지는 정신적 신체적 건강에서의 문제, 사회적응에 구체적 도움을 줄 수 있는 나의 주변 환경과 사회적 기반을 통틀어 이르는 말이다. 필요할 때 사회적 지지를 이끌어내는 것은 각 개인의 노력을 필요로 한다. 평소에 일관성 있는 언행에서 비롯된 사회적 관계는 스트레스가 고유의 역할에서 벗어나 나를 짓누르는 괴물이 되어 나에게 붙어 있을 때 사회적 지지자들에게 도움을 요청할 수 있도록 도와준다.

어떤 일을 결정하거나 사람과의 관계에서 일관성이 없다는 것은 신념이 없다는 것과 연결된다. 신념을 가진다는 것은 자신감을 가진다는 것과 일맥상통한다. 자신감을 가지고 매사에 임한다는 것은 스스로 스트레스를 해결하며 누적시키지 않은 능력을 구비한 것이다. 즉 자신감은 어떠한 어려움이 닥쳤을 때 나에게 다가오는 시련의 무게를 가늠 할 수 있고 그 정도의 스트레스는 퇴치할 수 있는 힘이 있음을 다른 사람 뿐 아니라 나 자신도 인지하고 있을 때 나타난다. 이순신 장군이 임진왜란 때 12척의 배만 남은 상태로 원균 장군에게서 지휘권을 이양 받았을 때 선조에게 올린 상소에서 "신(臣)에게는 아직 12척의 배가 남아 있습니다. 신이 내어주지 않는 한 누구도 우리 바다를 넘보지 못할 것입니다."라고 이길 수 있다는 신념에 찬 말씀이다. 단 12척의 배로 왜선 130여척을 격퇴한 명량대첩은 이순신 장군의 신념과 신념에 찬 행동의 결과였다. 동서고금의 해전사를 통틀어 가장 빛나는 전공을 세운 이순신 장군의 신념에 찬 말씀 중에 패전에 대한 두려움은 찾아 볼 수가 없다. 그러난 개인적으로 근심이 없었다면 거짓일 것이다. 물론 근심은 위태로운 나라에 대한 충정에서 오는 근심이었을 것으로 예측되지만 난중일기의 한 대목에서 장군의 근심을 엿 볼 수 있다. "달빛은 배에 가득하고 온갖 근심이 마음에 저미네. 홀로 앉아 이 생각 저 생각 하다가 닭이 울어서야 어렴풋이 잠을 청했다(海月滿船 百憂攻中 獨坐輾轉 鷄鳴假寢)." 이순신 장군은 명량해전을 승리로 이끈 다음 난중일기에 이날의 승리가 하늘이 도운 일이라고 하였다. 하늘이 도와주려고 해도 준비가 되어 있지 않으면 그것을 받을 수 없다. 이순신 장군은 오늘 우리에게 신념을 가지고 문제를 해결하고자 일관되게 행동하는 자는 어떠한 시련이나 스트레스도 극복하고 진정한 승리자가 될 수 있다는 것을 가르치고 있다. 신념은 옳은 일로 판단했을 때 행동으로 옮겨야 하는 당위성을 주는 에너지로 일관된 언행을 가능하게 만든다.

제2장. 스트레스를 범죄자로 내치는 행동

스트레스를 내가 원하지 않는 한 키우지 않고 나의 건강상태를 유지하기 위한 실행에 대해서 건강행동으로, 건강문제를 해결하겠다는 의지와 믿음은 건강신념이란 말로 분리하여 사용한다. 건강신념은 질병을 피하고 싶은 욕구와 건강하고 싶다는 욕구를 통해 건강행동을 유도하는 동기이다. 건강신념은 건강을 위한 구체적 행동으로 이어진다. 질병예방과 삶의 질 증진을 위한 건강유지행동, 건강에 이상을 느꼈을 때 전문가를 찾아 원인을 파악하고 치료를 받는 질병치료행동, 그리고 어떤 진단을 받았을 때 치료와 치료효과 증진을 위해 취해지는 환자로서의 건강행동이 그것이다. 건강행동을 이끄는 에너지인 건강신념은 의사나 치유전문가 그리고 가까운 가족이나 지인이 권하는 방법이 본인의 건강 유지와 질병에서의 회복에 절대적이라는 믿음에서 비롯된다. 건강행동도 작은 승부에서 출발한다. "오늘 하루 숲속을 30분 걷는다고 건강이 좋아져"라는 질문과 "오늘 하루 잡곡밥 안 먹는다고 내 병이 나아"라는 말에서 스트레스를 승부로 해석한 앞 절 사례를 되짚어 본다. 단 하루 30분 걷기가 나의 건강 전체를 담보할 수 있는가? 아니면 한 끼의 잡곡밥 식사가 당뇨병과 싸워 이길 수 있는 상대인가? 물론 한 끼의 잡곡밥과 한 번의 운동이 질병의 완치와 거리가 멀다는 것은 누구나 예측 가능하다. 그러나 30분 걷기와 한 끼의 잡곡밥 식사를 했느냐 안 했느냐가 승패라고 생각하면 나는 건강행동을 할 때마다 승리의 기쁨을 맛보는 것이고 큰 승부인 질병완치에서 지연된 승패 때문에 얻어지는 스트레스를 축적할 필요도 없어진다. 승패가 불분명하거나 패배의 그림자가 짙은 싸움은 나에게 극심한 스트레스며, 병과 맞서 싸울 스트레스를 패배의 근원으로 바꾸어 놓는 어리석은 짓이다. 건강신념은 작은 승부에서의 승리에 만족하며 일관되게 행동할 수 있는 에너지를 준다.

> 신념은 옳은 일로 판단했을 때 행동으로 옮겨야 하는 당위성을 주는 에너지로 일관된 언행을 가능하게 만든다.

04 인터넷과 스마트 기기: 익명의 늪

인터넷은 우리의 삶을 참으로 짧은 시간 동안에 바꾸어 놓았다. 이제 인터넷은 우리의 의식주는 물론 사람과 사람사이의 소통을 책임지는 생활의 일부가 되어 분리할 수 없는 존재가 되었다. 인터넷으로 뉴스를 보고 듣고, 쇼핑정보를 가져오며 지식의 검색과 수집도 인터넷을 통해서 할 수 있다. 인터넷을 이용하지 못하는 것은 글을 모르는 것과 같은 세상이 되어 인터넷 활용을 잘하면 할수록 일상생활이 편리해진다. 우리가 필요한 정보를 손쉽게 인터넷을 통해서 얻는 것은 작은 긴장을 유발하고 생활의 활력소가 되어 긍정의 스트레스를 만들어 낸다. 부족한 정보 때문에 입을 수 있는 손해나 부족함을 해소하고 분산한다. 그러나 대면하지 않고 원거리에 있는 사람들과 게임을 하고 편지를 주고받을 뿐 아니라 집안에서 편하게 물건을 구매하는 과정에서 나타나는 부작용도 적지 않다. 예를 들면 어떤 인터넷 게임 중독 부부가 자신들의 아이를 방치한 채 인터넷 게임을 즐기다가 아이가 죽은 줄도 몰랐다는 기사가 있는가 하면 인터넷을 이용한 판매사기로 여러 명의 피해자가 발생했다는 뉴스를 심심치 않게 접하는 세상이다. 더욱이 황당한 것은 익명을 이용한 악플의 생산과 또 그것을 퍼 나르는 인터넷 사용자로 인해 유명 연예인이 자살을 하는 사건이 발생하는 등, 보이지 않는 살인까지 인터넷이 주는 불편하고 부당함은 인터넷의 편리함에 버금간다. 인터넷은 잘 사용하면 생활의 편리함은 물론 지식의 축적과 무제한의 정보획득 등 엄청난 도구가 되지만 잘못 사용하면 나쁜

만 아니라 남에게도 피해를 주며 사회적으로 크나큰 충격을 안길 수 있는 흉기로도 사용될 수 있다.

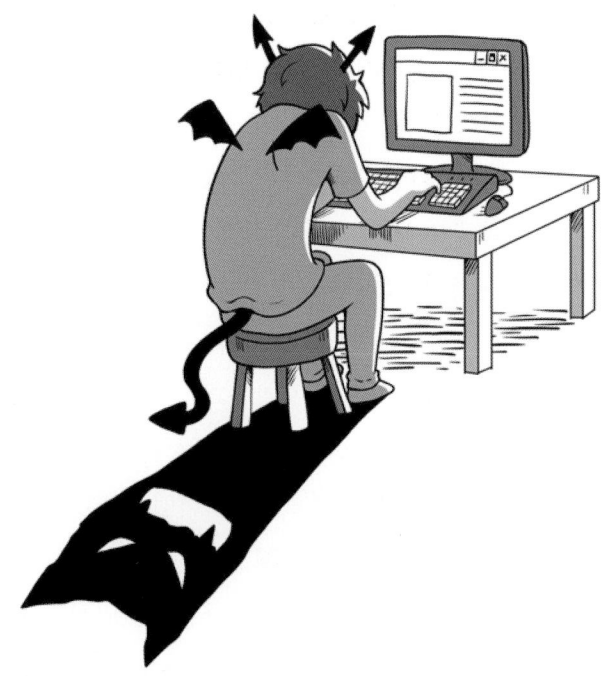

인터넷에 개인 생활 전체를 의존하는 것은 피할 수 없는 스트레스에 나를 맡기는 것이며, 또 스트레스 해소를 목적으로 한 무분별한 인터넷 댓글 작업은 나를 블랙홀에 집어넣는 것과 같다. 인터넷 중독을 굳이 구분하지 않더라도 지나치게 많이 인터넷을 사용하거나 인터넷 게임에 집중하여 일상생활에 심각한 어려움

이 발생하는 것은 경계해야 한다. 인터넷에는 온갖 정보가 넘쳐 나고 끊임없이 새로운 정보들이 출몰한다. 정보의 대부분은 개인의 생활에 필요 없거나 특정 개인과 관계가 없는 것들이지만 새롭고 자극적인 정보에 주목하고 끌리게 되어 이 정보의 바다를 끊임없이 헤매고 다니게 된다. 인터넷 게임은 상황과 장면을 쉼 없이 바꾸어 시선을 고정시키고 새로운 아이템 획득, 등급 승진 등의 강력한 자극을 내세우며 청소년들을 끌어 들인다. 새로운 자극을 적으로 간주하고 대응하는 내 몸 안의 본능적인 생리 반응이 나도 모르게 발생하고, 반복되는 생리 반응은 스트레스가 되어 몸에 독으로 쌓이게 된다. 수많은 시간을 잡아먹는 인터넷 중독은 스트레스와 같이 우리의 한정된 에너지를 인터넷 게임이나 웹서핑에 투자하도록 만든다. 특히 일상에서 의욕이나 흥미가 떨어져 정상적인 활동에 어려움을 겪고 있는 사람들이나 우울증 환자에게 인터넷은 적은 노력으로도 집중과 흥미를 유발할 수 있는 대상이 되어 일시적으로 우울과 무기력에서 벗어날 수 있게 해 준다. 또한 현실 세계에서 대인관계에 어려움을 느끼고 있는 사람들이 인터넷 중독에 걸리기 쉬운데 인터넷 세상에서는 사람들과 관계를 맺기가 쉽고 인터넷에서 익명으로 만난 사람들로부터 현실에서는 느낄 수 없었던 만족감을 느낄 수 있기 때문이다. 그러나 인터넷 중독의 결과는 심각하다. 결국에는 과도한 인터넷 사용은 우울증을 심화시키고 충동조절 장애를 비롯한 정신병증을 유발할 수 있다. 또한 시간감각이 없어진다. 낮과 밤의 구분이 모호해지며, 자신이 가진 소중한 시간을 조절하는 능력이 소실된다. 일주성 주기를 무시한 생활양식은 면역력을 급격히 저하시켜 질병에 대한 저항력을 현저히 약화시킬 수 있다. 인터넷 중독의 예방 방법은 단순하게 나를 컴퓨터에서 멀어지게 하는 방법일 것이다. 오프라인에서 건전한 취미생활을 하면서 대인관계를 넓히고, 주변의 가족이나 친구들과의 소통에 시간 배정을 늘려 혼자 노는 시간을 줄이는 것이 인터넷 중독 예방을 위한 지름길이다.

인터넷의 발달은 우리 인간에게 수많은 편리함을 주었지만 또 한편으로는 불편감도 준다. 인터넷을 통해 내 의견을 피력하고, 댓글을 통해 다른 사람의 의견을 반박하며 내 의견을 강요하기를 망설이지 않는다. 평소에는 의견표명을 잘 하지 못하던 사람도 인터넷 공간에서는 의견표시를 잘 하는 경우가 있다. 심지어 전혀 근거에 맞지 않는 비방을 마구 쏟아내는 경우도 많이 있다. 아마도 거기에는 익명이라는 달콤한 유혹이 도사리고 있기 때문일 것이다. 인터넷 공간은 내가 무슨 말을 하든지 어떤 욕을 하든지 누구를 비방하든지 간에 내가 누구인지를 감출 수 있는 특성을 가지고 있다. 이렇게 내가 누구인지를 알아차리지 못한다는 사실에서 때론 희열을 느낀다. 그러나 그 희열은 어떤 종류의 희열일까? 그것을 통해서 "스트레스를 해소할 수는 있을까"라는 의구심이 든다. 다른 사람을 이유 없이 비방하거나 다른 사람의 지위를 끌어 내리는 것을 목적으로 한 댓글은 대체로 부정적인 단어가 많이 포함된다. 남에 대한 나쁜 생각과 비방은 바로 나의 내면을 부정적인 자아로 채워주는 역할을 하게 된다. 내속에 있는 것을 풀어내서 스트레스가 완화될지는 모르겠으나 그것은 부메랑이 되어 나를 치는 흉기가 되기도 하고 소리 없는 압박이 되어서 나의 목을 조르게 된다. 나의 목을 압박하는 나쁜 독이 된다는 뜻은 나도 모르게 내 안에 스트레스를 쌓고 있다는 것이다. 비방은 진정하게 스트레스로부터 나를 풀어주는 것이 아니라 남을 비방함으로써 혼자 만들어 낸 상대적 우위를 혼자 느끼는 것이다. 남들이 하니까 무심코 따라한 한 개의 담배가 하루에 여러 개가 되고 다시 하루에 한 갑이 된다. 주변 사람들에게 불편함을 줄 뿐 아니라 건강에 해가 되고 심지어 암에 걸릴 확률을 몇 배 증가시킨다. 잠깐 한 개의 담배를 피울 때 기분이 좋아지는지는 몰라도 누적되었을 때 온갖 질병의 원인이 되는 것은 악성댓글의 결과를 대변한다. 남을 비방하는 익명의 댓글 작업은 내가 인지하지 못하는 사이에 내 안에 독을 쌓아 가는 것인데 이것도 스트레스다. 나를 감추고 다른 사람을 비방하며 얻어지는 비열한 희열은 진정한 즐거움이 아닌 유사 즐거움이기 때문이다. 이렇듯 남을 비방하거나 욕하는 댓글은 나를 나도 모르는 사이에 좀먹고 있다. 그것은 해소되는 스트레스가 아니라 누적되는 스트레스다. 그러니 당연히 어떤 수준을 넘게 되면 내가 통제할 수 없는 스트레스로 자라나게 되어 나를 해치게 된다. 이 정도가 되면 이제 악플로 익명을 이용해 남을 괴롭히는 습관적 행동은 의지의 수준을 넘어 약물 중독처럼 생리적인 문제로 넘어가는 것이다. 참 안타까운 일이 아닐 수 없다. 익명은 달콤한 사탕과 같고 일시적으로 나를 기분 좋게 하는 마약과도 같은 것이어서 시간이 지나면 지날수록 치료하기 힘든 내성을 가지게 되고 그것에 대한 중독은 나를 더욱더 헤어나지 못하게 한다. 우리가 흔히 아는 마약중독이나 담배, 알코올 중독과 같이 인터넷 댓글 중독도 무시할 수 없는 중병에 해당된다.

또한 혼자 컴퓨터 앞에 장시간 앉아 있는 것 자체가 나를 가두는 고립 스트레스이며 다른 부정적 스트레스와 다르지 않다. 우선 신체적으로 댓글을 달기 위해 컴퓨터 앞에 앉은 몸은 최소한의 움직임으로 신체를 유지하며, 좁은 공간에서 나쁜 말을 생각해내고 이를 글로 쏟아내야 한다. 댓글 작업은 제한된 장소에서 한 가지 자세를 오래 지탱해야 하며 근육의 다양한 사용을 제한한다. 정서적 고립과 다양한 근육의 사용을 막고 경직시키는 것은 뇌와 신체의 조화에 의한 운동 능력을 상실하게 한다. 조화로운 운동능력의 상실은 다양한 근육사용을 제한하는 것으로 인체의 활성과 활력을 줄이는 것은 물론 감각기관에 의한 입력과 운동으로 표현되는 출력을 조절하는 전반적인 뇌 활성을 줄이고 일상의 생활에 대한 의욕 상실로 이어진다. 약화된 동기와 의욕은 다시 주변을 돌아보고 관계를 유지하거나 새로운 관계를 맺는 사회적 활동과 신체적 활동을 약화시키고 악순환의 구렁텅이로 몰아넣는다. 결국 몸과 마음이 협력하며 사회의 관계 속에 살아야 하는 정상적 활동이 생리적으로 제한을 받게 된다. 같은 자세로 장시간 앉아 있는 것과 같은 운동부족은 혈액순환을 나쁘게 하고 나빠진 혈액순환은 나의 전반적 건강을 약화시킨다. 제한된 혈액순환은 감염성 질환의 원인인 세균이나 바이러스의 활동을 억제하지 못해 각종 질병의 유병율을 높일 수 있으며,

제2장. 스트레스를 범죄자로 내치는 행동

진행 중인 질병으로부터의 회복에 걸리는 시간도 길어진다. 장시간에 걸쳐 동일한 자세로 지탱하는 것은 온몸에 골고루 순환하는 혈액의 흐름을 원활하지 못하게 하고, 접히고 눌려있는 조직에서는 혈액의 흐름이 막혀 울혈이 생기고, 때론 조직괴사를 유발하는 등 신체기관들의 기능을 제한하고 돌아갈 수 없는 상태에 이르게 한다. 이것이 온라인에서 악플에 빠지거나 게임의 늪에 빠졌을 때 경험하게 되는 부정적 결과이며 종착역이다.

실로 나쁜 말을 생각하고 나쁜 말을 쏟아내는 그 자체가 불필요한 스트레스를 양산 하는 과정이고 부정적 생리작용을 피해갈 수 없게 한다. 대체로 비방 댓글로 스스로를 가두는 사람들의 경우 댓글 작업은 일회성이 아니라 반복되는 일이라서 단시간에 끝나지 않는다. 생리적, 신체적 기능 소실만큼이나 정신적 피폐함도 무시하지 못한다. 인터넷 댓글에서 익명의 늪은 나를 주변 사람들과의 관계와 일로부터 나를 정신적으로 고립시킨다. 나를 한정된 공간에 가두는 것은 주변인들과 시공간을 공유를 하지 못하게 막는 것 뿐 아니라 정서의 공유를 막는 것이다. 정상적인 관계 속에 살아갈 경우 혼자서 감당하기 힘든 스트레스가 다가 왔을 때 스트레스의 무게를 가족이나 친구들과 함께 나눔으로써 완화하는 방법도 있는데 혼자 숨어서 하는 이 댓글 작업이 만들어 내는 스트레스는 가족과 친구가 있어도 함께 나누기에 한계를 만든다. 또한 내가 익명의 달콤한 유혹 때문에 끊임없이 세상에 내보냈던 나쁜 말과 글은 누구와 편하게 대화 할 수 있는 내용이 아니기에 나를 점점 가두게 되고 나를 가두면 가둘수록 나쁜 단어의 사용은 수위가 높아지고 횟수도 늘어난다. 시간이 지나면서 해소되는 것이 아니라 고립의 속도는 가속되고 부정적 스트레스 척도인 불필요한 비밀은 쌓여 스트레스는 눈덩이처럼 불어난다.

결론적으로 익명의 비방 댓글 작업은 몸도 마음도 고립을 반복하게 만든다. 고립이라는 것은 견디기에 힘겨운 정신적 스트레스이다. 고립 스트레스가 면역력을 급격히 약화시키고 가벼운 질병에도 저항력을 발휘하지 못하게 하여 질병의 악화와 느린 회복의 원인이 된다는 것이 여러 동물실험을 통해 확인된 바 있다. 긴 시간의 고립도 아니고 단 1회의 고립 스트레스가 유의하게 면역력을 저하시키는 결과를 확인하였는데 익명의 늪에서 반복적으로 행해지는 댓글 작업이 몸과 마음에 미치는 악영향은 상상하기에도 버겁다.

> 익명으로 행해지는 비방댓글로 남을 괴롭히는 습관적 행동은 의지의 수준을 넘어 약물 중독처럼 통제 불능의 질병이다.

05 스트레스의 대물림

스트레스의 대물림은 바로 엄마의 이야기를 하고 싶어서이다. 아기를 가지고자 하는 예비엄마들은 특별한 마음의 준비를 해야 한다. 왜냐하면 태아에게 엄마의 배속은 피할 수 없는 환경이며 그곳에서 마주한 것들은 그대로 태아에게 전해지고 이 영향이 평생토록 이어지기 때문이다. 한 아이를 내 뱃속에 가지게 된 것은 절대자의 축복으로 나에게 왔다는 믿음이 절대적이다. 물론 모든 예비엄마들은 뱃속에서부터 나에게 온 소중한 아이를 잘 키우기에 충분한 환경을 만들어 주겠다는 다짐을 하고 있을 것이라 믿는다. 조선시대에 사주당 이 씨라는 분이 쓴 "태교신기"라는 책에는 '스승의 십년 가르침이 어머니가 임신하여 열 달 가르침만 못하다.' '형체가 아직 이루어지기 전의 가르침은 마음을 따르게 하고 이미 형체를 이룬 후의 가르침은 습관이 되어 그 성품을 고칠 수 없다.'라는 내용이 있다. 이는 자식의 교육이 복중에서 시작되며 그 중요성이 태어난 이후 그 어떤 교육보다 중요하다는 의미일 것이다. 이는 의학적 지식에서 온 것이 아니라 온전히 경험과 지혜에서 비롯된 가르침이라 생각된다. 우리의 선조들이 아주 옛날부터 복중 태아를 교육시키는 것이 얼마나 중요한지 잘 알고 실천한 것은 우리 민족이 매우 지혜로운 민족이란 것을 증명하는 사례 중 하나일 것이다. 복중 태아를 교육시키는 것을 의미하는 태교는 임산부가 임신 중에 마음가짐을 바로하고 거칠고 부정적 언행을 삼가하여 태아에게 정서적, 신체적으로 좋은 영향을 주기 위한 교육 전체를 말한다.

태아의 발달과 성장 속도는 태어난 이후의 성장속도보다 매우 빠르다. 하나의 세포에서 온전한 사람의 모습을 갖추어 가는 과정 전체가 진행되는 임신기간에 엄마의 정신적 생리적 영향이 태아에게 절대적이기에 엄마의 태교 태도가 중요할 수밖에 없다. 전체적인 태아 뇌의 형태와 주요 구조는 발달과정에서 유전적인 요인에 의해 형성되지만 다른 사람과 차이를 만들어 내는 세부 구역 내에서의 연결 상태는 환경의 영향을 상대적으로 많이 받는다. 신경과 신경 사이의 연결을 의미하는 시냅스의 수나 정보 처리의 속도를 만드는 과정의 일부는 엄마의 마음과 신체적 상태가 만들어 내는 태중 환경에 영향을 받는다. 임신을 한 엄마가 몸과 마음을 바로 하여 자궁 내 환경을 최상으로 만들어 주는 것은 두뇌 발달을 좋게 하여 앞으로 태어날 아기의 평생 생활에 도움을 주는 것이기에 매우 중요하다.

엄마가 즐거우면 아기도 행복하며 엄마가 슬프면 아기도 슬프다. 그러기에 엄마의 스트레스는 곧바로 태아의 스트레스가 된다. 임신부와 태아는 혈류와 근육의 긴장상태를 통해서 엄마의 스트레스를 공유하고 있기 때문에 임신하고 있을 때 엄마의 스트레스 상태가 태아에게 직접적으로 전해진다. 그러므로 아이를 가진 엄마가 정서적으로 불안정하고 흥분 상태에 있으면 엄마의 근육은 긴장 상태에 놓이게 되고 흥분과 불안정에 의해 상승된 스트레스 호르몬이나 신경전달물질이 혈류를 타고 태아에게 전해져 태아도 불안정하고 흥분 상태에 놓이게 된다. 특히 임신부의 흥분성 신경인 교감신경이 활성화되면 몸의 다른 근육과 함

제2장. 스트레스를 범직자로 내치는 행동

께 임신부의 자궁 근육도 수축되어 태아에게 전해지는 혈류량을 감소시킬 수 있다. 태아로 가는 혈류량의 감소는 산소와 영양분의 부족 상태를 초래할 수 있고 결과는 태아 성장을 지연시키고 발달 중인 뇌에 영구적인 변화를 동반할 수 있다. 아이를 가진 후에도 되풀이 되는 엄마의 육체적 정신적 스트레스는 엄마 자신뿐만 아니라 대를 이어 아이에게도 나쁜 영향을 미친다는 것을 명심해야한다. 엄마의 감정 상태는 혼자서 만드는 것이 아니라 아빠와 그리고 관계를 맺고 있는 주변인들이 함께 만드는 것이기에 아빠를 포함하여 임신부 주변에 있는 많은 분들이 임신부를 도와야 한다. 아이를 가진다는 것이 축복임을 일깨워 주고 임신부가 관계 형성에서 오는 스트레스, 흥분의 감정 상태, 쓸데없는 욕심으로부터 오는 마음의 갈등으로 스트레스를 받지 않도록 노력해야 할 것이다. 그러나 아무리 좋은 태교 프로그램이 있다 하더라도 그것이 엄마의 스트레스가 되면 안 된다. 예를 들어 어느 단체에서 하는 태교 프로그램 중에 좋은 음식을 만드는 과정이 있다고 하자. 원래 요리에는 취미가 없지만 좋은 엄마가 되고 또 태어날 아기를 위해 기꺼이 시작했지만 남들보다 이해가 느리고 내가 만든 것이 맛도 없어 스트레스를 받는다면 효과가 경감되기 마련이다. 또한 직장에 다니는 임산부의 경우 무리하여 특정 프로그램에 참여하는 것보다 집에서 편안히 쉬면서 본인 잘할 수 있는 것을 하고 마음을 안정적으로 가져가는 것이 좋은 태교의 방법이 된다는 말이다. 뱃속 아기와의 사랑스럽게 대화하는 것은 임산부 자신의 심박수를 안정시키고 태아에게는 안정감을 주어 평온한 상태에서 성장할 수 있는 최적의 환경을 만들어 주는 것이다. 임신부가 행복을 느끼며 스트레스를 받지 않고 임신 10개월을 보낼 수 있는 것이 가장 좋은 태교이다. 그러기 위해서 아기를 가진 부부가 서로 사랑하며 어려운 일을 나누고 즐겁게 살려고 하는 노력이 기본이고 좋은 태교이다.

엄마 복중에 있을 때 엄마가 들려 준 안정적 심장 소리와 리듬에 익숙해져 있는 우리들은 그 소리와 리듬에 가까이 노출될 때 가장 안정된 것으로 인지하기 때문에 엄마의 품이 그립고 찾게 된다. 칭얼거리다가도 엄마의 품에 안겨 새근거리며 편안하게 잠을 자는 어린 아이의 모습에서 그 편안함을 느낄 수 있다. 성인이 되어서도 엄마의 품이 그리운 고향 같은 느낌이 나는 것은 자연스러운 것이다. 엄마의 심장리듬과 함께 태아에게 영향을 주는 중요한 소리가 엄마의 조용하고 사랑스러운 목소리이다. 아기를 가진 예비 엄마는 매일 사랑스러운 목소리로 뱃속에 있는 태아와 대화를 하거나 조용한 목소리로 내용이 평화롭고 유익한 책을 읽어 주는 것이 좋다. 방금 태어난 신생아도 사랑 가득하고 다정다감한 목소리나 태도에 긍정적 반응을 보인다고 한다. 신생아실에서 미숙아에게 조용한 음악을 틀어 주면 체중이 더 빠르게 증가한다는 사실은 이를 잘 증명하고 있는 셈이다. 또한 신생아들은 처음 듣는 큰 소리에 놀라 팔과 다리가 경직되는 행동을 나타내지만 엄마의 다정한 목소리를 들으면 젖을 더 빨리 빨고 안정이 된다. 태아나 어린 아이에게 무엇을 많이 가르치려는 노력보다 사랑스러운 마음과 목소리의 전달이 중요하며 이는 엄마의 신체적 육체적 안정에서 온다는 사실이다.

태교에서 우리나라 예비 엄마들이 가장 많이 하는 방법이 태교 음악을 듣는 것이다. 세계적으로 유명한 소프라노 가수인 조수미 씨의 어머니 또한 클래식 가수가 꿈이었는데 조수미 씨를 임신했을 때 태교로 당신이 좋아했던 음악을 들려주기 위해 시간이 될 때마다 레코드 가게 앞에 서 있었다는 이야기를 방송에서 들은 적이 있다. 엄마의 정성과 노력이 기반이 되어 세계적인 성악가수로 성장할 수 있었던 것 같다는 본인의 회상이었다. 레코드 가게 앞에 서있는 한 어머니의 모습이 얼핏 떠올라 가슴 뭉클했다. 조수미 씨 어머니의 짧은 태교 이야기에는 엄마의 정성스럽고 따스한 사랑이 있었고 배속의 아기와 남들은 모르게 낮은 목소리로 속삭인 대화가 있었을 것이다. 예비 엄마는 자신이 좋아하는 음악을 들으며 스트레스를 해소하고 즐거움의 엔도르핀과 긍정을 만들어 내는 호르몬을 만들어 아기에 까지 전달한 것이다. 물론 태아가 클래식 음악을 구분하여 듣고 어른이 될 때까지 재능으로 연결되었는지는 미지수다. 왜냐하면 태아의 뇌는 아직 신경망인 시냅스 회로가 아주 엉성하여 지식을 이해하고 소리를 구분하여 이해하는 능력이 거의 발달되어 있지 않기 때문이다. 태아가 6개월이 지나면 소리의 강약은 알 수 있지만 그 소리를 이해할 수는 없다고 한다. 태아가 계속 들을 수밖에 없고 크게 듣는 소리와 진동이 엄마의 심장박동 소리이고 진동이다. 결국 엄마가 음악이나 조용하고 안정적인 소리를 들어 몸과 마음이 즐거워지고 행복한 기분이 만들어지면 그 결과로 얻어지는 평안함과 안정감, 그리고 행복감의 결과가 태아에게 전해지는 방식으로 이해할 수 있다. 그래서 태교에 좋은 음악은 산모가 좋아하는 음악, 마음과 육체를 이완시키는 음악이 좋다. 또한 자연의 소리는 임신부와 태아에게 스트레스가 없는 편안한 마음상태를 갖도록 도와준다. 듣기에 편안하고 안정적인 소리와 음악은 산모의 기분, 마음을 안정시켜주고 뇌 활성 호르몬의 분비를 촉진시켜 산모의 뇌를 안정시키며 태아의 뇌 발달에도 간접적으로 도움이 된다는 의미이다. 복중에서 들었던 안정적 소리는 태어 난 후에도 어린 아이를 안정화시키고 성장속도를 빨리한다.

그러나 엄마의 비상식적 행동은 태아에게 어떤 영향을 미칠까? 요즈음 들어 담배와 술을 가까이 하는 젊은 여성들이 많이 있다. 물론 임신을 하게 되면 대부분의 여성들은 술과 담배에서 멀어질 것이고, 그러한 준비가 안 된 여성들은 준비의 기간이 필요할 것이다. 임산부가 잦은 알코올에 노출되는 것은 스트레스와 연관을 가진 경우일 것이다. 임신부가 술을 찾았다는 것 자체가 스트레스를 전제하고 있으며 많은 연구에서 임신부의 음주는 본인의 스트레스 수준을 더욱 높이고 엄마의 스트레스 반응에 노출된 태아도 같은 스트레스를 경험하는 것과 같다고 한다. 음주하는 엄마의 알코올과 스트레스에 노출된 태아는 이후 태어나 성인으로 성장하면서 스트레스 노출에 매우 민감한 반응을 보였다. 상대적으로 작은 자극에도 화를 내거나 공격성을 보이는 특성을 나타낸 것이 대표적 사례이다. 외부에서 주어지는 스트레스 유발 자극에 다른 또래 사람보다 쉽게 스트레스를 받고 거기에 민감하게 반응하여 공격성을 나타내기도 한다는 것이다. 여자들에게서는 반대의 현상이 나타나기도 하는데 태아기 알코올에 노출 되었던 여성의 경우 성장하면서 오히려 스트레스에 전혀 반응을 하지 않거나 미약하게 반응하는 역전현상을 나타내는 경우도 있다는 것이다. 외부에서 주어지는 스트레스에 적극적으로 대응하기보다는 일찌감치 포기해 버리는 특성을 나타내는 것이다.

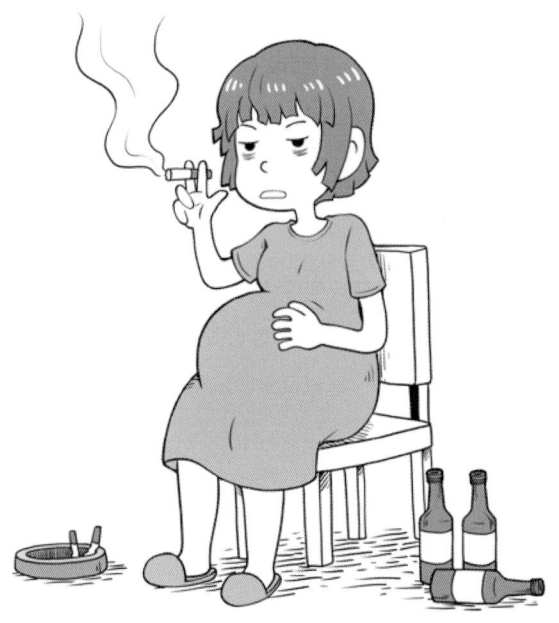

주로 남성에서 보이는 과민한 스트레스 반응은 쉽게 분노하고 폭력성을 나타내는 극단적 행동특성을 보이는 반면 주로 여성에서 나타나는 무딘 스트레스 반응 특성은 스트레스를 받을 때 극단적인 선택으로 자해를 하던지 자살을 하는 방식으로 포기하는 행동특성을 보인다. 두 경우를 생리적으로 비교하면 스트레스가 전달되는 뇌의 특정부위에 스트레스 호르몬의 신호를 받는 수용체가 과다 분포하면 낮은 수준의 스트레스에도 쉽게 반응하는 상태가 된다. 반대로 스트레스 반응 수준이 비정상적으로 낮은 경우에는 스트레스 호르몬 수용체의 분포가 아주 드물다는 것이다. 뇌에 쓰인 것은 쉽게 수정되지 않는 특성이므로 태아기에 얻어진 뇌의 구조적, 기능적 변화가 태어난 이후까지 영향을 줄 수 있다는 것을 알아야 한다. 또한 뇌의 영구적, 반영구적 변화는 어린 시절 경험하는 심각한 학대나 충격에서 비롯된 외상에 의해서도 일어날 수 있다. 부모 뿐 아니라 사회 구성원 전체가 어린 아이와 학생들에게 잘못된 스트레스에 대한 기억이 남지 않도록 포용적이고 책임있는 양육 태도를 가져야한다.

에듀컨텐츠·휴피아
CH Educontents Huepia

제3장. 나도 몰랐던 몸과 마음의 스트레스 관리

내 몸과 마음은 스트레스가 변질되어 나쁜 놈이 되어 간다는 것을 먼저 안다. 알아차린 이후에는 조용히 신호를 보낸다. 나는 스트레스가 커지는 것이 싫다고 말이다. 그래서 몸과 마음이 우리를 산으로 들로 그리고 맛있는 것이 있는 식당으로 안내한다. 여기에서는 몸과 마음이 우리에게 힘겨워 하고 배신할 것 같은 스트레스를 달래주라고 조언하는 상황을 설명한다.

01 하나의 시스템으로 움직이는 몸과 마음

우리의 몸은 단순하면서도 정교한 체계를 갖춘 하나의 시스템이다. 입력장치를 통해 여러 가지 정보를 입력시키면 여러 경로의 처리 장치를 거쳐 출력을 내는 시스템인 것이다. 이 시스템에 심어진 소프트웨어는 이 기계가 고장 없이 오랫동안 안정적으로 작동하도록 조절한다. 그것이 건강한 삶의 유지이다. 이 시스템은 입력이 많아 계산이 복잡해서 속도가 느려지거나 급기야 멈춰 설 수도 있으며, 계산까지는 잘 되었는데 출력 장치가 고장 나서 출력이 안 되거나 기대 수준 이하의 해상도를 가진 깨끗하지 못한 출력을 만들어 낼 수 있다.

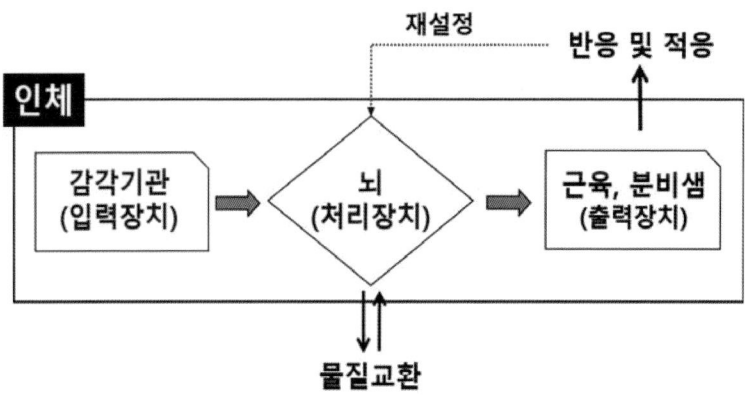

시스템인 우리 몸

입력장치인 감각은 크게 두 가지로 나눌 수 있다. 우선 얼굴에 있는 입력장치로 특수감각이다. 특수감각은 눈에서 입력되는 시각, 귀에서 입력되는 청각과 균형감각, 코에서 입력되는 후각, 혀에서 입력되는 미각이다. 다음은 몸 전체에서 입력되는 촉각과 온도나 통증을 느끼는 통각, 그리고 몸의 자세나 위치 정보가 입력되는 체감각이다. 특수감각이 상대적으로 빠르게 처리되는 입력신호라면 체감각은 느리게 처리되는 입력이다. 한편 특수감각의 편중되고 지나친 사용은 감각기의 예민도를 떨어트릴 뿐 아니라 피로를 가중시키는 원인이 될 수 있다.

출력은 온몸에 분포된 근육을 통해나 몸 밖으로 나온다. 골격근육을 움직여 이동을 하거나 얼굴 근육을 움직여 표정을 만들어 내고, 횡격막을 움직여 숨을 쉬고 심장을 박동시키며 소화를 시키는 것 등이 모두 출력이다. 외부입력 없이 출력도 가능하다. 기존의 입력들이 종합되거나 저장된 입력을 인출해서 출력을 만들어 내기도 한다. 즉 어제 있었던 불쾌한 일이 생각나서 얼굴 근육이 일그러질 수도 있고 화를 내며 소리를 지르기도 한다. 어린 시절 엄마 아빠와 보냈던 즐거운 일이 떠올라 이상한 사람처럼 혼자 웃기도 한다. 예전에 공부한 것을 바탕으로 시험지 답안을 만들어 내는 행동들이 여기에 해당한다.

얼굴에 있는 특수감각을 계속 사용하는 것은 시스템이 처리해야 할 정보 중에서 우선권을 부여받은 신호가 계속해서 들어오는 상태이며, 이때 체감각에서 들어오는 신호는 우선권에서 밀려 계속 대기상태에 놓인다. 시간적 여유를 가지고 순차적 처리를 할 때 시스템은 안정적으로 정보를 처리하여 출력을 만드는데 우선권을 가진 정보가 계속 들어오고 빠른 처리를 요구하는 상태에서는 시스템도 긴장상태를 유지하며 빠른 정보처리로 출력을 만들어 낸다. 그러나 이 상태가 지속되면 스트레스 지수가 상승하게 되고 뇌의 정보처리장치는 피로가 누적 되면서 점점 처리속도가 늦어진다. 당연히 정보의 처리가 원래 의도하지 않은 방향으로 나타나는 오류를 만들어 낼 수도 있다. 이때는 입력을 줄이고 뇌를 쉬게 해야 한다. 얼굴에 있는 특수감각으로부터의 정보 입력을 줄이고 몸의 체감각을 통한 정보 입력을 이용해 각성은 유지 하면서 뇌의 긴장이나 피로를 잠시 풀어 주는 것이 좋다. 대학 입시준비를 하는 수험생의 경우 하루 24시간이 부족할 정도로 많은 학습량에 짓눌려 산다. 대입 수험생이라는 시스템은 새벽부터 전원이 켜지고 수많은 정보가 뇌라는 정보처리 장치로 보내지는 과정의 연속이다. 정보의 처리 과정도 단순하지 않다. 책이나 노트에서 얻은 정보가 시각이나 청각을 통해 입력을 되고, 뇌는 받은 정보를 처리하며 이전의 정보를 인출하여 비교하고 새롭게 정리된 정보를 저장장치로 보낸다. 저장장치에 견고하게 써지기도 전에 새로운 입력이 저장을 대기 하면서 저장장치의 작동도 포화 상태에 이르게 된다. 저장의 지시를 받은 출력이 확실하게 저장 공간을 차지하기 위해서는 수면의 과정도 거쳐야 되는데 수면시간이 제한 되다보니 임시 저장 공간이 부족하여 입력된 정보가 모두 저장되지 못하게 되므로 소실되는 경우도 생긴다. 입력 대비 출력의 효율을 높이기 위해서는 입력의 양을 줄여 정보처리의 정확도를 높이고 저장 부하를 줄여 주어야한다. 출력과정에서 학습한 내용이 그대로 저장만 되는 것이 아니라 이전에 저장된 내용과 비교하며 연관을 가지고 저장되어야 효율을 가지게 된다. 그러한 과정이 잘 안되면 장기 저장에 실패하거나 기존의 저장내용과 연합되지 못하고 독립적으로 저장되어 다시 꺼내고자 할 때 혼선이 빚어질 수 있는 것이다. 학습의 효율을 저하시키는 또 하나의 문제는 운동의 부족이다. 운동은 뇌로 보내지는 혈류를 원활히 해주고 간접적으로 학습된 지식의 저장 효율의 개선을 도와준다. 그런데 고작 근육을 통해 내보내는 출력이 의자에 앉은 자세로 눈 주위 근육을 움직여 선생님이나 칠판을 보거나 집, 학교, 학원을 오고 가는 것이 전부이다. 한편 시각과 청각을 통해 들어오는 정보가 몸의 체감각에서 들어오는 정보보다 우선권을 가지기 때문에 체감각에서 오는 정보가 무시되기 쉽다. 체감각은 좀 더 움직이라는 신호를 만들어 내는데 장기간 무시되면 몸과 마음의 균형이 무너져 전반적 생리활성이 약화되는 결과를 초래한다. 즉, 활자화된 많은 양의 정보를 입력하고 긴급한 인출에 대비해야 하는 수험생의 강박은 팔과 다리에서 오는 신체적 불균형 신호를 무시하게 만들고 소화기관을 포함한 내장기관에서 보내는 불편한 신호를 인지하지 못하게 한다. 저하된 혈액순환과 부적절한 소화나 배설 작용은 건강에 이상을 초래할 수 있다. 전반적 생리활성 저하는 신체의 저항력과 회복력을 약화시켜 질병에 잘 걸리게 할 수 있고 회복을 늦추는 악순환으로 이어진다. 책을 많이 보고 공부에 집중하더라도 정기적으로 휴식시간을 가지며 몸에 있는 감각에서의 입력내용을 꼼꼼히 챙겨 몸을 보살피는 과정이 필요하다. 집중해서 입력과 계산처리를 할 때 중간 중간 하품과 같은 생리적 신호가 나타나는 것은 뇌의 효율이 떨어지고 있으니 여유를 달라는 신호이니 가볍게 볼 일이 아니다.

한편 특수감각의 입력장치는 예민하기 때문에 연속 사용시간에 한계가 있다. 냄새를 맡는 코 안의 감지기가 진한 냄새로 포화되면 더 이상 새로운 냄새에 대해 감지를 하지 못하고 잠시 쉬어야 새로이 작동 할 수 있고, 눈도 한곳을 계속 응시할 경우 금방 피로가 증가하고 정보를 만들지 못한다. 결국 피로 누적을 방지하기 위해서는 특수감각의 사용을 적절히 조절하면서 하는 것이 좋다. 눈의 피로를 느끼고 감각이 무뎌지는 것 같은 느낌은 예민한 감각을 너무 많이 사용한다는 신호이며 그로 인해 감각 뿐 아니라 그 정보를 처리하는 뇌도 힘들다는 표시라고 생각하면 된다. 눈을 감고 심호흡을 하고 때론 멀리 보면서 입력이 올바로 되고 정보의 처리가 엉기지 않고 신속하게 처리될 수 있는 조건을 만들어 주는 생활습관이 스트레스를 키우지 않는 방법인 것이다.

한편 감각으로부터 받은 정보를 계산하여 처리하고 행동으로 옮기던지 생리 반응을 만들어 내던지 아니면 차후에 사용할 정보를 인출하기 편한 장소에 체계적으로 저장하는 것이 뇌가 하는 일이다. 뇌라고 하는 중앙처리장치는 잘 정돈된 컴퓨터와 같다. 컴퓨터는 상시 켜져 있으며 감각에서 들어오는 정보를 처리한다. 그냥 받아서 저장하고 출력을 만드는 것이 아니라 뇌의 저장장치에 저장되어 있는 그 간의 정보를 꺼내어 비교하면서 새로운 정보를 생산하여 저장 내용을 정리하고 근육을 통한 출력을 만들어 낸다. 그러다 보니 뇌가 사용하는 에너지의 양도 대단히 많다. 뇌는 무게나 부피에서 보면 몸 전체에서 30분의 1밖에 안 되지만 우리 몸이 사용하는 에너지의 20 퍼센트를 사용하는 기관이다. 입력이 없을 때에도 기존의 저장된 정보를 인출하여 회상도 하고 정보 간 비교하며 정리하고 새로운 정보도 생산할 수 있기 때문에 뇌는 쉬는 일이 별로 없다. 여러 가지 생각이 많고 나와 특별히 관계없는 일을 계속 생각하며 고민하는 것은 생산적이지 못한 일에 컴퓨터를 사용하는 것이며 컴퓨터가 과다 전력을 사용하게 하는 것이다. 어떤 사람이 예민하다는 것은 그 만큼 갖가지 경우의 수를 놓고 다양한 계산과정을 수행한다는 것이며, 뇌라는 컴퓨터를 계속 사용한다는 의미이고 출력 없이 컴퓨터가 계속 돌아간다는 뜻도 된다. 결국 큰 움직임이 없는데도 컴퓨터의 지속적인 사용으로 전력의 소비가 많아지고 몸에서 사용해야할 에너지까지 가져다 쓰기 때문에 살이 찔 겨를이 없어지는 것이다. 역설적으로 말하면 운동은 싫은데 살찌는 것이 싫으면 밤 낮 없이 이 생각 저 생각하며 고민하는 것이 방법이 될 수 있다. 반대의 경우로 좀 더 생각하고 고민해서 답을 내야 함에도 불구하고 생각 없이 느긋하게 사는 사람은 뇌라는 컴퓨터를 적절히 사용하지 않는 것이며 컴퓨터에 할당된 전력을 사용하지 않아서 남게 된 에너지가 몸에 저장되어 비만이 될 수 있는 것이다.

출력은 온몸에 분포된 근육을 통해서 몸 밖으로 나온다. 뇌라는 컴퓨터에서 처리된 결과가 매우 긴박한 상황이란 결론을 만들어 내면 뛰어가라는 출력을 만들어 내고, 소개팅을 했는데 뇌가 전혀 내 스타일이 아닌 사람으로 판정을 하면 얼굴 근육을 움직여 썩은 미소를 짓는 출력을 만들어 낸다. 아주 불쌍한 사람을 보았을 때 뇌라는 컴퓨터의 처리결과가 조그만 기부를 하라고 팔과 손의 근육을 움직이는 출력을 만들기도 하고, 연민의 눈물이 나오도록 눈물샘 주변의 근육을 수축시키는 출력을 만든다. 하나의 출력을 만들어 내는데 걸리는 시간은 천차만별이다. 또한 컴퓨터가 여러 가지 계산을 해도 출력이 잘 나오지 않는 경우도 있고, 쉽게 결론이 나서 바로 행동으로 옮겨지는 출력이 있는가 하면 이미 동일한 입력에 계산된 결과가 있어 계산 없이 출력이 나오기도 한다. 물론 뾰족한 침에 갑자기 찔렸을 때 반사적으로 움직이는 것과 같이 컴퓨터를 거치지 않고 바로 출력으로 이어지는 경우도 있다. 우리 몸이라고 하는 시스템이 일반 컴퓨터하고 조금 다른 것이 있다면 출력부에도 계산 장치인 뇌를 조절할 수 있는 능력이 있다는 것이다. 출력을 편안하게 하여 계산 장치인 뇌를 쉬게 하거나 컴퓨터의 활동을 편안하게 해줄 수 있다는 것이다. 반복적 출력을 만들어 내는 것은 출력장치인 근육을 피로하게 하지만 뇌를 편하게 할 수 있다. 조깅을 생각해 보자. 조깅은 이미 학습된, 즉 계산이 끝난 단순 출력을 계속 반복해서 만들어 낸다. 뇌는 복잡한 계산을 하지 않으며 안전지대만을 확인하며 출력을 만들어 내고 복잡한 계산에서 자유로워 질 수 있다. 조깅을 하면서 컴퓨터를 돌릴 수도 있는데 운동이라는 출력을 만들어 내는데 방해가 되기 때문에 계속해서 정확한 계산을 만들어 낼 수 없다. 그래서 30분 이상 하는 조깅은 혈류를 빠르게 하고 근육을 키우는 것에서 그치지 않고 뇌를 쉬게 하는 역할도 있는 것이다. 반대로 여러 가지의 복잡한 생각을 하는 것은 뇌에 여러 가지 계산을 시키는 것이니 그 만큼 부하가 걸리는 과정이기에 피로가 누적되는 과정이며 이 시간이 길어지면 스트레스를 키워가는 것이다. 운동을 하여 뇌의 피로를 풀어주는 것과 선(禪) 수련이나 명상을 통해 뇌를 정돈하여 쉬게 하는 것은 시스템의 처리장치 입장에서 보면 크게 다르지 않다. 그래서 운동이 정신수련을 의미하는 도(道)가 될 수 있는 것이다. 수련과정에 포함된 스트레칭은 혈류의 흐름을 방해하는 혈관의 굴곡을 없애 혈류의 흐름을 원활하게 유지하고 근심이 생길 만한 신체의 요소를 제거하는 과정이다. 다음 정신을 하나로 모으는 것은 몸과 마음의 긴장을 풀어주어 외부 충격에 대한 대처능력을 확보하고, 집중할 수 있는 능력을 신장시켜 무슨 일이든 새롭게 시작할 수 있는 에너지를 모아주는 과정으로 해석된다. 일부 종교의식에서 샬롬(Shalom), 라마(Rama)와 같은 만트라(Mantra)라는 형식의 의미가 없는 동일 단어를 반복하며 기도하는 과정이 있다. 이는 뇌에 계산처리가 필요 없는 동일 단어를 주입하여 뇌는 쉬게 하면서 정신을 한 곳으로 모으는 과정으로 이해할 수 있다.

02 자연의 소리와 내음으로 이끌림

사람들은 복잡하고 힘든 일이 있을 때 조용하고 평화를 주는 환경을 찾는다. 몸이 원하고 마음이 원하는 일이다. 왜냐하면 도시생활에 지친 몸과 마음이 조금은 다른 소리도 듣고 다른 색도 보고 현재의 네트워크로 연결된 사람들과의 관계도 잠시 내려놓고 싶은 것이다. 일상에서 반복되는 힘든 일과 복잡한 일을 해결하는 과정은 내 몸과 마음에 거의 동일한 자극을 수 없이 반복하여 주는 피로 누적의 과정이다. 눈은 하얀색 종이 위에 정교하게 나열된 글씨를 보며 단순 색채를 계속해서 입력하고, 입력을 받은 뇌는 변화가 적고 구분하기 힘든 자극 안에 숨에 있는 행간의 의미를 찾아낸다. 업무의 대부분은 행간에서 찾아낸 것이 원래 의도한 것과 맞는지 비교하여 다르면 다시 답을 찾아야 하는 일을 반복하는 것이다. 물론 흰색과 검은색의 섞임은 여러 색의 섞임보다 덜 혼란스럽고 다행히 좀 더 오래 견딜 수 있지만 반복이 문제이다. 서류를 가지고 하는 일에 한정되지 않는다. 아이를 키우는 엄마들의 하루를 보자. 텔레비전 광고에 나온 카피처럼 하루 종일 일에 시달리다가 남편이 퇴근할 즈음에 잠깐 졸고 있는데 남편이 들어오면서 하는 말 "또 자" 주부는 썩은 미소로 답할 뿐이다. 아침에 출근하는 남편보다 일찍 일어나 아침 준비를 하고, 아침준비를 하면서 남편을 깨우고, 이어서 아이들을 깨워 한 놈은 유치원으로 한 놈은 초등학교로 보낼 준비를 한다. 이 과정도 매일 전쟁이다. 식사 준비를 하면서 남편과 아이를 깨우는 일이 한 번이면 양호하다. 몇 번을 방

겸손한 스트레스 오만한 치유

에 들락날락 해야 한다. 아침을 먹고 남편이 출근을 하면 곧바로 작은 아이를 유치원 차에까지 데려다 주고 초등학교 다니는 큰 녀석의 준비물 챙겨 보내고 나면 한 숨을 돌릴 수 있다. 그런데 주방에는 치워야할 그릇이 가득하고 자고 일어난 침실도 내 손을 필요로 한다. 그래도 손이 빠른 사람은 쓱쓱 하는 것 같은데 나는 시간도 걸리고 그리 잘하고 있는 것 같지도 않다. "에라 모르겠다! 이정도면 양호한 거야" 하고 커피 한 잔을 내려 마시며 소파에 앉았다가 그만 잠이 들었다. 깜짝 깨어보니 유치원에 보낸 작은 아이가 돌아 올 시간이다. 밖에 나가 아이 기다리다 데려오고 빨래를 돌린다. 한 번에 끝내고 싶지만 색깔 있는 옷과 속옷들을 분리하여 속옷부터 세탁을 시작한다. 이제 초등학교 다니는 큰 애가 돌아 올 시간이다. 요즈음 들어 왜 이리 많이 먹는지 감당이 안 된다. 게다가 변해가는 체형은 혹시 비만아가 되는 건 아닌지 노심초사다. 배고프다는 아이가 안쓰럽지만 음식 조절 시키고 있는데 어른들은 그 때는 많이 먹여야 큰 다고 하신다. 먹을 것 챙겨주고 다시 저녁 메뉴 고민에 빠진다. 오늘 무엇이랑 먹지? 그 때부터 아무생각이 안 나고 멍 때리며 시간을 보내다가 세탁기 끝났다는 소리와 "엄마 저녁 언제 먹어"라는 아들 녀석 보채는 소리에 번쩍 정신이 들어 슈퍼로 향한다. 저녁준비가 되었는데 남편은 조금 늦는다고 하고 아이들은 밥 달라고 성화다. 처음에는 조금만 기다렸다가 아빠랑 같이 먹자 했다가 결국 아이들에게 지고 밥을 준다. 조금 늦는다는 남편을 기다리며 연속극을 보다가 잠이 들었는데 자세가 안 좋아서인지 코를 골았나보다 남편이 들어와 깨우며 한마디 한다. "배고파 밥 먹자. 이제 코까지 고네!" 내가 언제부터 이런 말을 들으면서 살았던가. 우리 아빠가 알면 정말 속상하시겠다. 주말에는 이 생활에서 벗어나 나도 쉬고 싶다. 이 생활에서 잠시라도 벗어나고 싶다는 생각이 불현 듯 스친다. 정상적으로 반응하던 몸과 마음의 반응성이 떨어지는 것과 몸이 쉬고 싶다고 하는 것은 스트레스가 커가고 있다는 신호이다.

같은 일을 반복하여 점점 속도가 느려지고 결국에는 몸도 마음도 자극에 대한 대응이 잘되지 않는 것이 피로인데 반복적인 작업은 쉽게 피로를 유발한다. 쉬고 싶다고 불현듯 드는 생각이 잘못된 것이 아니며, 직장에서 고생하는 남편이나 집안 경제를 망각한 불경한 생각도 아니다. 집안 경제를 망치는 사치의 생각이 아니라 몸에서 시키는 자연스런 현상이다. 물론 일상이 쉬고 싶은 것이고, 어디 가고 싶은 습관적 생각인 역마살과는 좀 다른 상황이다. 불현 듯 찾아 온 쉬고 싶다는 생각에 어떻게 반응하고 대응 하느냐가 중요하다. 평소에 몸과 마음이 보내는 신호에 대응을 적절히 해 왔다면 몸과 마음은 필요한 경우에 한해서 이러한 신호를 보내는데, 평소 대응이 적절하지 못했다면 몸과 마음에 휴식이 필요함에도 불구하고 신호를 보내지 않을 수 있고, 필요 이상의 유사 신호를 보낼 수 도 있다. 우선 적절한 반응을 보자.

겸손한 스트레스 오만한 치유

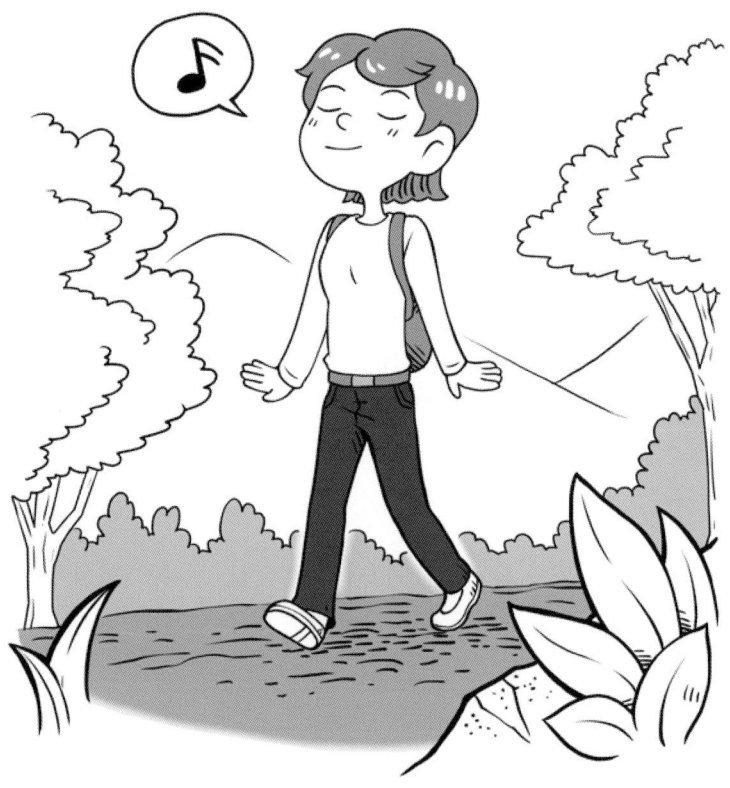

쉬고 싶고 현실에서 벗어나고 싶은 생각이 들 때마다 그렇게 할 수 없는 것이 우리네 사정이다. 심호흡 한 번 다시하고 생각해 보니 정신없이 산 것은 맞는데 일의 순서나 내가 예민해서 생긴 것도 없지 않다는 것을 찾아내고 생각을 잠시 뒤로 미루어 둘 수 있다. 피로를 완전히 해소하지 못했지만 견디거나 최소한의 합리화로 나의 몸과 마음을 달래고 다스릴 수 있는 상황으로 유도한 대답이다. 여기에 몸과 마음도 어느 정도 수긍하고 다음에는 그러지마 하는 수준에서 타협이 된다. 문제해결을 위해 우선은 쉬고 싶은 생각이 간절한 이유가 무엇인지 그 이유를 내 안에서 찾아 나의 몸과 마음의 긴장을 이완하는 것이다. 그렇다고 전적으로 나의 잘못에서 비롯되었다고 생각하는 것은 오히려 타협을 어렵게 할 수도 있다. 나의 잘못이나 내가 예민하게 반응하도록 만들었던 일부분만이라도 이유를 찾아 나에게서 제거해도 나의 긴장이나 스트레스가 견딜 수 있는 수준까지 내려온다는 것이다. 최고조의 스트레스를 100이라고 했을 때 내가 감내할 수 있는 수준이 70까지인데, 지금의 수준이 80이고 견디기 힘든 상황이나 스트레스를 만드는 원인들 중 나의 노력으로 제거 할 수 있는 것이 20이 된다면 나는 조금의 노력으로 60에 도달하게 되고 나는 내 수용력 안에 스트레스를 담을 수 있게 된다는 뜻이다. 완전히 0으로 내려와야 스트레스가 없어지는 것이 아니라는 뜻이다. 혼자서 안 되면 배우자나 친구에게 도움을 청해 일부의 스트레스를 제거할 수도 있을 것이다. 내 곁에 가장 가까이 있는 사람이 내는 조그만 소리에 귀 기울이고 조금만, 또 잠깐만 손잡아 줘도 상대방은 견딜 수 있는 수준까지 내려 올 수 있다는 사실을 염두에 두자. 예를 들어 아내가 집안일이 너무 힘들고 살기 싫다고 했을 때 일하기에 편한 좋은 집을 사주어야하고 집안일을 위한 도우미를 얻어 주어야 해결되는 것이 아니라 주말이라도 집안일을 함께 하고 힘들어 하는 아이 돌보기를 나누어 엄마의 손길을 덜어 주면 아내가 견딜 수 있는 수준까지 아내의 피로와 스트레스를 낮추어 줄 수 있다는 것이다. 그러면 나도 조금은 편해질 수 있다. 짝이라는 의미는 주고 받는 관계이기 때문에 가는 것이 있으면 조금 시간이 걸릴지 몰라도 반드시 되돌아온다.

몸이 자연을 원하는 것은 산과 들만을 원하는 것은 아니다. 물론 산과 들은 평소에 반복해서 사용하던 근육보다는 사용하지 않던 근육을 사용하게 하여 몸의 균형을 잡아주고 맑은 공기로 몸 안을 정화하며, 나뭇잎을 스치는 바람소리와 새소리, 맑은 계곡물 흐르는 소리 등 마음에 평안을 주는 자극으로 우리들을 안정시킨다. 게다가 함께한 사람들의 유쾌한 웃음소리들이 서로 서로 상승 작용을 일으켜 내 몸에 활력을 재충전 시키는 장점이 있다. 산과 들 말고도 내 몸도 또한 자연의 일부이다. 몸이 움직이는 리듬에 반해서 살아 온 일상에서 내 몸을 자연의 리듬에 맡기는 것도 자연과 함께 하는 것이다. 다른 날 보다 몸이 쉬고 싶은 대로 조금은 늦잠도 자고 인스턴트가 아닌 자연이 풍부하고 싱싱한 음식을 즐겁게 먹는 것도 자연과 함께 하는 것이다. 조리과정이 많지 않은 자연의 식사면 좋겠다. 이야기하며 천천히 씹어가며 먹는 식사는 자연에 있는 것과 다르지 않다. 또한 인공의 자극에서 벗어나 자연의 자극에 몸을 맡기는 것도 자연을 원하는 몸과 마음에 응답하는 것이다. 옆에 있는 또는 가까이 있는 사람들과 가벼운 스킨십을 하면서 하루를 보내는 것도 이완의 방법이다. 아이들과의 스킨십, 부부끼리 그리고 사랑하는 연인들 간의 스킨십, 그것도 아니면 부모님과 목욕탕을 함께 가서 엄마나 아빠의 등을 밀어 주고 서로의 건강을 살피는 것도 자연에 부응하는 방법이다. 주말만큼은 파란 색의 빛에서 멀어지는 것은 매우 중요한 자연친화적 행동이다. 텔레비전, 컴퓨터, 스마트기기가 만들어 내는 파란색의 빛은 몸의 각성 수준을 높이고 일상의 자극을 반복하여 몸과 마음을 일상의 일과에 계속해서 끌어들이는 것과 같다. 주말이나 휴식하는 시간만큼은 파란색 빛을 멀리하고 녹색이나 자신만의 편안한 색과 친해지자. 그것이 몸이 원하는 자연과 친해지는 방법이며 멀리가지 않아도 할 수 있는 자연친화적 행동이다.

초록과 자연지형은 인간의 오랜 기억 속에 편안함으로 자리하고 있다.

03 칼로리보다 영양

음식은 칼로리가 아니라 균형이 중요하다. 물론 우리는 음식에서 칼로리를 섭취하여. 에너지를 얻고 그것을 통해 생각하고 움직이며 활동한다. 음식에서 얻은 에너지가 필요한 양보다 많으면 저장을 하고 부족하면 더 달라고 신호를 보낸다. 요즈음 세상은 부족한 것보다 많은 것이 문제가 된다. 음식 섭취가 필요 이상 많아지면 살이 되고 지방이 되어 비만이 되고 성인병의 원인이 된다. 물만 먹어도 살이 진다는 사람들도 있다. 이론적으로 물만 먹어서는 절대 살이 찔 수가 없다. 물에는 우리 몸이 활용할 에너지가 하나도 없기 때문이다. 다만 분명히 살이 잘 찌는 사람과 그렇지 않은 사람이 있다. 유전적으로 몸의 대사 작용이 느리고 칼로리 소모가 적은 사람이 있고 반대로 평소 가만히 있어도 물질대사가 잘되어 에너지 소비가 많은 사람이 있다. 같은 일을 해도 에너지 소비가 많은 사람보다는 에너지 소비가 적은 사람이 문제가 되는 사회에 살고 있기에 에너지 소비가 상대적으로 적은데 에너지 소비가 많은 사람들과 비슷하게 먹거나 더 먹는 사람들이 문제다. 다른 사람들보다 에너지 소비가 적은 사람들은 근육을 키우는 것이 체중조절에 도움이 된다고 여기저기서 설명을 한다. 유산소 운동은 이미 만들어진 에너지를 가능한 많이 찌꺼기 없이 태우는 과정이고, 헬스와 같은 근육운동을 통해 근육량을 늘리는 것은 자동차로 치면 티코와 같은 경차를 중형이나 대형차로 만들어 연료를 많이 쓰는 자동차로 변화하겠다는 시도이다. 현재 축적된 연료를 태워 없애는 것도 방법이겠으나 엔진의 크기를 키우면 몸을 조금만 움직여도 연료를 많이 쓰기 때문에 안정적으로 살을 뺄 수 있는 방법이기에 많이 주목한다.

비만은 자체로 질병이며, 질병인 비만이 또 다른 질병을 만들어 내기에 과도한 칼로리 섭취를 경계한다. 그러나 우리가 진정 경계해야 하는 것은 바로 음식을 칼로리로만 생각하는 것이다. 우리가 섭취하는 음식에서 칼로리에 대한 두려움보다 더욱 경계해야 되는 것은 저혈당이나 필수 영양소의 결핍이다. 저혈당을 걱정할 정도로 음식을 적게 먹지 않는다고 생각할 수 있으나 다이어트가 우리 사회의 관심사 중 상위를 차지하는 주제어라는 것을 생각할 때 그냥 흘러 보낼 수 없는 것이 분명하다. 저혈당은 뼈의 칼슘의 저장을 방해할 뿐 아니라 건강에 필수인 각종 미네랄을 잃게 하여 골다공증을 유발하는 원인이 되며 여성의 경우 배란을 불규칙하게 한다. 저혈당에 의한 생리불순은 단순히 건강의 악화만을 의미 하는 것이 아니고 아이를 가질 수 있는 능력에 변화를 주는 등 부작용이 크다는 것을 알아야한다. 건강한 식사는 건강한 신체를 가지게 한다. 저혈당은 뇌에서 과도한 물의 유입과 전해질의 유입을 유발하여 뇌에 있는 신경전달물질의 농도를 낮추는 효과를 동반할 수 있다. 뇌 삼투현상에서의 이상은 의식 수준을 낮추어 결국 각성 수준이 낮아지고 기분상태가 안 좋아지는 부작용을 동반할 수 있다. 기분의 상태가 부정적이 되면 잠을 잘 이룰 수가 없고 약물과 같은 독성물질에 노출될 확률을 높여 다이어트에서 얻어지는 긍정적 역할을 상쇄하고 몸

겸손한 스트레스 오만한 치유

을 망가트릴 수도 있다. 또한 저혈당은 칼로리 높은 인스턴트식품의 섭취를 높일 가능성이 있다. 인스턴트식품에 많이 들어있는 첨가 당은 몸의 균형에 필수적인 원형의 음식 섭취를 방해하고 칼로리만을 과다로 공급하기 때문에 전반적인 영양소 섭취가 안 되어 신체 활성을 약화시키고 섬유질의 유입을 방해하여 소화기관의 활성을 낮춘다. 또한 저혈당은 산화된 나쁜 지방을 축적하게 만들고 인스턴트식품과 함께 섭취되는 첨가물에 중독의 가능성을 높이고 계속해서 인스턴트식품을 찾게 한다.

영양이 풍부하다는 것과 칼로리가 많다는 것을 분명하게 구분하는 평소의 습관이 몸에 좋은 식사를 하게한다. 칼로리가 많은 음식을 피하고 영양분이 다양하게 들어 있는 음식을 섭취하는 습관은 지방의 축적을 낮추고 신체의 균형과 활성을 높이는 좋은 생활습관이 된다. 영양이 풍부하고 다양한 음식을 섭취하는 습관은 매일매일 운동을 하는 습관과 비교해도 전혀 우열을 가리기 힘든 건강생활 습관이다. 보약은 특별히 병을 고치지 않는다. 음식처럼 습관적으로 먹지 않지만 보약을 먹고 어떤 질병이나 허약한 상태에서 벗어났다는 의미는 평소 음식에서 섭취하지 못해 채우지 못했던 필수의 영양소를 채워주기 때문일 가능성이 높다. 몸에서 필요한 영양소는 에너지를 만드는데 필요한 물질과 몸의 구성성분을 만들기 위한 일부 물질을 제외하고 아주 조금만 필요하다. 조금만 필요하다고 해서 비중이 낮고 덜 중요하다는 것이 아니고 필수이며 충분조건을 만족해야하는 물질이나 소량이면 충분하다는 뜻일 뿐이다. 몇 해 전에 중국의 내륙지방

시골에서 있었던 건강관련 일화가 있다. 조용하고 한적한 시골 지방에 갑자기 괴질이 돌았다. 보건 당국은 무엇이 원인인지를 찾기 위해 역학 조사를 하였으나 원인을 찾을 수 없다는 결과로 인해 당국은 당황할 수밖에 없었다. 경험적으로 볼 때 괴질의 원인 세균이나 바이러스가 있을 것으로 예상 했으나 원인 균을 찾을 수 없었기 때문이다. 더욱이 이 시골에는 급격히 변한 환경도 없었기에 원인은 더욱 미궁에 빠질 수밖에 없었다. 환경과 병원균이 아닌 상태에서의 집단괴질이란 것이 가능한 것으로 생각하지 못했던 것이다. 그런데 원인은 아주 가까이에 있었다. 호주의 역학조사팀이 밝혀낸 것은 주민들의 요오드 결핍이었다. 그 당시 괴질이 발생한 지방이 바다에서 멀리 떨어진 내륙 지방이었고 지방의 경제력이 약화되어 상대적으로 해산물의 가격이 상승하면서 이 지방 사람들의 해산물 섭취가 급격하게 줄어들고 해산물에서 얻어지는 것이 전부였던 요오드의 섭취가 결핍되어 요오드 결핍에 의한 신체증상이 나타났던 것이다. 요오드는 김과 다시마와 같은 갈색의 바닷말과 등 푸른 생선에 많이 들어 있어 소량의 해산물 섭취로 요오드 필요량을 충분히 채울 수 있다. 요오드는 조혈작용을 돕는 물질이며, 갑상선의 기능에 관여하는 물질로 갑상선 기능이 물질대사와 연결된 것을 알게 되면 무슨 일이 일어났었는지 예측 가능하다. 또한 요오드는 살균작용이 있으므로 요오드 결핍은 주변 세균에 의한 감염에 취약해질 수 도 있어 섭취 필요량에 비해 건강에 미치는 영향이 커지는 것이다. 위와 같은 일화에서 주민들에게 필요한 것은 약이나 병원에서의 치료가 아니라 섭식생활에서 음식의 섭취를 통한 필수 영양소의 공급이면 충분히 해결할 수 있는 것이었다. 우리의 일상에서 영양소의 고른 섭취가 건강에 직결된다는 것을 입증한 중요한 사례라 할 수 있다. 한편 여기서 우리가 생각할 수 있는 것이 조상들의 지혜이다. 우리나라에서 산모들은 애기를 낳으면 미역을 먹는다. 오랜 우리의 전통이다. 출산은 많은 출혈을 동반하고 신체의 손상이 동반하는 어려운 과정이고 3주 동안은 충분히 쉬면서 외부인과의 접촉을 피해야 하는 과정으로 이해하고 있다. 이 때 어른들이 산모에게 꼭 먹이는 것이 미역이다. 면역이 대한 정확한 이해와 미역이 가지는 역할에 대한 경험적인 이해가 만들어 낸 빛나는 조상들의 지혜가 아닐 수 없다. 필자가 면역학을 공부하던 박사과정 시절에 저명한 면역 학자였던 지도교수에게 이러한 사실을 이야기 하였더니 미국인 지도교수는 "Wonderful!"이라며 놀라워했다. 물론 필요 이상의 요오드 섭취는 경계해야한다. 산모도 삼시세끼에 미역국을 고집하는 것은 과량의 요오드 섭취로 오히려 부작용을 불러올 수 있다. 산모는 하루 한 번 수준에서 미역국을 먹고 입에 맞는 영양소 풍부한 음식으로 먹는 것을 권장한다.

또한 건강한 섭식 태도는 당 지수(Glycemic Index, GI)가 낮은 음식을 섭취하는 것이다. 당 지수는 섭취한 음식이 얼마나 빨리 혈중 포도당으로 전환되는지를 나타내는 척도이다. 팥을 갈아서 걸러 만든 단팥죽이나 팥빙수 그리고 양갱과 같은 음식들은 당 지수가 높은 대표적 음식이며, 첨가당분이 포함된 소다 종류의 음료수와 말린 과일이나 주스도 당지수가 높은 음식에 해당한다. 우리가 주식으로 먹고 있는 흰쌀과 하얀색의 밀가루와 같이 곡류의 껍질을 완전히 제거한 곡류로 만들어진 음식 또한 당지수가 매우 높다. 당지수가 높은 음식은 칼로리를 높이면서 필수 영양소의 함량이 부족하여 더 많은 음식을 섭취하도록 강요하기 때문에 비만의 원인이 될 수 있고, 인슐린에 대한 민감성을 저하시켜 제2형 당뇨병을 유발할 수도 있다. 또한 갑상선 호르몬의 조절에도 영향을 주고 몸의 전반적 성장이나 항상성 유지를 곤란하게 만든다. 음식을 충분히 먹었다고 생각했는데 몸이 더 먹기를 원하고 칼로리를 찾는다고 느끼게 하였다면 음식이 아직 부족하다는 신호일 수도 있지만 칼로리의 절대적 양이 부족하다는 뜻이 아니라 일부의 필수 영양소가 필요하다는 뜻이 될 수 있다. 그래서 영양이 고른 음식을 선택한다는 것은 몸의 음식 욕구를 줄이고 결과적으로 섭취되는 칼로리를 줄여 몸무게를 줄이고 건강을 되찾게 해 주는 것이다. 음식을 먹는 습관은 적게 먹는 것이 중요한 것이 아니라 적절한, 즉 몸이 필요로 하는 영양소를 골고루 함유한 음식을 적당히 먹는 것이다. 그러면 몸이 필요로 하는 음식을 어떻게 찾으면 되는가? 하는 질문을 하게 된다. 우리에게 주식은 쌀을 포함하여 여러 가지의 곡류이다. 정미소에서 도정을 하기 전 곡류의 표피에는 우리가 상상하는 것 이상의 필수 영양물질들이 들어 있다. 우선 물에 녹는 섬유질이 많이 들어 있다. 섬유질은 장운동을 돕고 장의 영양소 흡수를 조절할 뿐 아니라 장을 통과하여 혈중으로 들어오는 물질을 조절할 수 있는 능력이 있다. 녹는 섬유질(Soluble fiber)은 음식을 섭취한 후에 급격한 혈중의 당분 증가를 조절하며 독성물질이 혈중으로 들어오는 것을 막아준다. 혈중으로 들어오는 독성물질들은 몸의 면역기능에 영향을 주고 아토피 등의 질병을 매개할 수 있다. 또한 곡류의 표피에는 다양한 미네랄과 비타민이 많이 포함되어 있다. 즉 원래대로의 곡물을 섭취하게 되면 다량연양소(Macronutrient)라고 하는 몸의 일부가 될 수 있거나 에너지를 만들기 위해 다량으로 필요한 영양분을 섭취하는 것이다. 그래서 곡류를 음식으로 섭취하는데 중요한 것은 전곡(whole grain)을 섭취하는 것이다. 전곡에 가까운 것이 현미와 같이 흰색이 나올 때까지 표피를 깎아 내지 않은 곡류를 섭취하는 것이다. 오트밀이나 전곡을 포함하는 시리얼을 찾아 먹는 것도 좋은 방법이다.

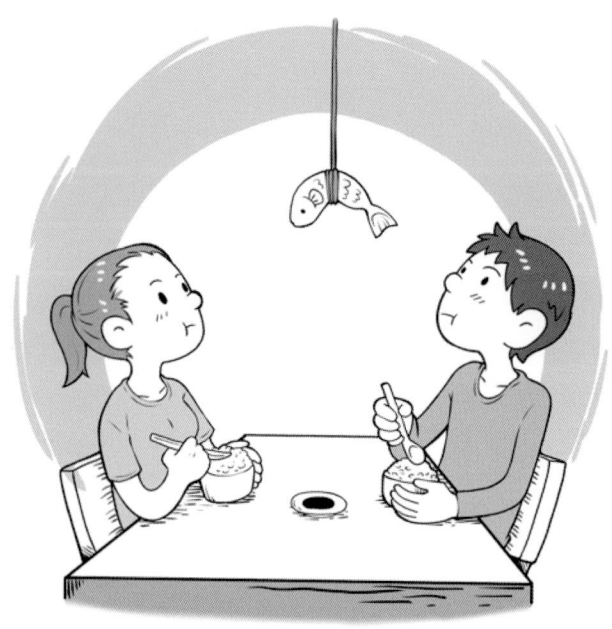

그 다음은 식물성 단백질을 섭취하는 것이다. 물론 동물의 고기류에서 쉽게 단백질을 섭취할 수 있으나 고기류는 고칼로리의 포화 지방산을 많이 포함하고 있다. 비만을 경계하는 사람들은 콩류에 포함된 식물성 단백질을 많이 섭취하는 것이 좋은 섭식 태도이며 고기류가 필요할 경우에는 붉은 색 고기보다 흰색의 고기류, 즉 닭이나 칠면조 등의 사육조류 고기를 섭취하는 것을 추천한다. 한편 지방류는 어류에 포함된 지방의 섭취와 견과류에 있는 지방을 섭취하는 것이 추천되고 있다. 어류의 지방에는 오메가3을 포함하여 지용성의 비타민이 다량 포함되어 있으며 영양의 균형을 맞추어준다. 그러나 요즈음에 와서 생선의 지방에 해양 오염물이 다량 포함되어 있다는 보고가 자주 나온다. 특히 일본 근해에 오염된 방사능 물질에 때한 우려가 커지고 있으니 주의하여야겠다. 일반적으로 몸에서 배출이 잘되지 않는 유기화합물질인 독성물질들은 물고기의 지방에 축적되며 인체 유입의 경로가 되고 있는 것도 사실이다. 굳이 먹는다면 우리나라 근해의 생선과 심해 물고기를 추천한다. 다음은 몸에 필수인 비타민과 미네랄을 다량 포함하고 있는 채소를 많이 섭취하는 것이다. 채소는 칼로리가 적으면서 필수 영양소를 다량 포함하기 때문에 음식 중 비중이 많으면 많을수록 좋고 채소를 먹을 때는 강한 산이 포함된 소스 보다는 식물에서 짜낸 기름을 첨가하여 먹는 것을 추천한다. 식물에서 구할 수 있는 기름은 우리에게 익숙한 참기름이나 들기름이 있으나 연구가 많이 되고 효과가 입증된 것은 올리브유, 카놀라유, 포도씨유 등 지중해 인근에서 생산되는 식물성 식이기름이다.

몸이 맛있는 것이나 새로운 음식을 먹고 싶다고 신호를 내보내는 것은 바로 영양소의 불균형이나 결핍이 발생했을 가능성을 알려주는 신호라고 생각하자. 영양의 불균형은 결핍된 소량의 필수 영양소를 찾기 위해 더 많은 양의 음식을 원한다. 영향의 불균형 자체가 스트레스이고 몸의 회복 능력을 약화시키는 직접적 원인이 되기 때문에 섭식 습관과 태도는 무척 중요하다. 몸에 필요한 것을 골고루 먹는 것이 살을 찌우는 것이 아니고 칼로리 많은 일부 음식만 먹는 것이 살찌는 지름길이다. 미국의 임상사례에 나온 26세의 젊은 여성은 몇 년 동안 특별한 이유 없이 우울증, 불면증, 그리고 잦은 감기로 고생하였다. 오랫동안 병원에서도 별다른 이유를 찾지 못하였다. 나중에 밝혀진 사실은 잦은 다이어트로 인한 저혈당과 붉은 고기와 흰 빵 위주의 식사에서 오는 마그네슘 결핍 등 영양 불균형이 원인임이 밝혀졌다. 건강을 원한다면 식사는 인스턴트에서 벗어나 자연의 음식으로 해야 한다. 자연의 음식은 우리 몸이 필요로 하는 영양소를 골고루 포함한다. 그리고 평소의 우리 집 식단에서 빠지는 음식이 포함된 식단이면 더욱 좋겠다. 식이섬유와 수용성 비타민이 풍부한 싱싱한 채소로 구성된 샐러드에 설탕이나 과일 시럽이 아닌 식물성 기름을 첨가하여 준비한 음식, 미네랄과 탄수화물이 풍부한 현미, 오트밀 등 전곡으로 만들어진 밥이나 죽, 식물성 단백질을 골고루 섭취 할 수 있는 두부와 반숙의 계란, 식이섬유와 항산화물질, 그리고 비타민이 포함되어 있으며 섭식이 용이하도록 데쳐진 호박, 피망, 아스파라가스, 가지, 그리고 브로콜리 등의 채소, 부족한 단백질을 위한 연어나 심해 생선찜 등이 우리 몸의 영양 균형을 맞춰 줄 음식으로 추천될 수 있는 것들이다.

> 보약은 평소 식사에서 공급 못한 영양소를 함유한 음식이다.

04 잘하거나 좋아하는 것

보통의 사람들 중에 자기가 좋아하는 일을 직업으로 두고 그것이 바탕이 되어 살아가는 사람은 많지 않다. 직업을 구하다보니 그 일을 하게 되는 경우가 대부분이다. 설령 내가 원하는 직장에 입사했다 하더라도 어느 부서에서 일을 하게 될 지는 미지수이며 내가 원하는 부서에 갔다 해도 원하는 일을 하는 사람은 몇이나 될까? 고용주가 되거나 자기 사업을 하지 않는 사람은 대부분 자기가 하고 싶은 일이 아니라 내가 해야 되는 일을 하면서 살아간다. 나는 잘할 수 있는 일이 따로 있는데 내가 해야 하는 일은 잘 모르거나 새롭게 배워야 하는 일인 것이다. 서투르게 시작하고, 경쟁하며 시작하고 그러다 보니 윗사람의 꾸지람 속에 시작한다. 그래서 사람들은 내가 꼬박꼬박 월급을 받는 것이 내가 일을 한 대가가 아니라 참고 참은 대가인지 모른다고 말을 한다. 이러한 상황이니 직장에서 일을 하는 것이나 자영업을 하더라도 직업으로 하는 일은 늘 나에게 긴장의 연속이며, 그 긴장은 동물들이 음식을 차지하기 위해 목숨을 걸고 싸우는 것과 하나도 다를 바가 없다. 그러나 직장이나 직업의 현장에서 우리가 경험하는 스트레스와 동물들이 음식을 구하기 위해 받는 스트레스에는 근본적인 차이가 있다. 직업의 현장은 쉽게 끝나지 않는 싸움을 하는 것이고 동물들의 사냥은 매 번 시작과 종결이 있으며 그 간격이 길지 않다는 것이다. 우리의 일상에서 일어나는 지루한 싸움에도 가끔 아니면 주기적으로 동물 사냥의 종결처럼 단락이 있어야 다음의 싸움에 전력투구를 할 수 있다.

그래서 몸과 마음은 자주자주 어떤 상황을 종결하고 다시 시작하길 원한다. 컴퓨터 화면에 작동중인 프로그램이 많을 때 컴퓨터가 더 이상 부하를 견디지 못하고 멈춰버리는 것과 같이 우리의 몸과 마음도 과부하가 걸리지 않아야 내 삶을 이어갈 수 있다. 어떤 일을 종결시키기 위해 잠을 자거나 다 잊어버리는 것이 방법일 수 있으나 그것은 단지 회피하는 것이고, 한 박자 쉬는 것도 가능하지만 재충전이나 새로운 활력을 얻기에 충분한 것이 되지 못한다. 컴퓨터가 바이러스에 감염이 되어 제대로 작동을 하지 않거나 그동안 활용하던 프로그램의 버전들이 상충되고 많은 종류의 작업들로 인해 컴퓨터의 작동속도가 매우 느려지고 제 기능을 하지 못하면 컴퓨터를 포맷이라는 것을 해서 그동안 작업했던 것이나 기록을 몽땅 지워버리고 새로 시작하는 방법이 있다. 포맷은 필요한 프로그램들도 새로 깔아야하고 따로 보관되지 않았다면 작업했던 대부분의 기록들을 영구히 잃게 되는 손해를 피할 수 없지만 새로이 시작할 수 있게 한다. 인간이라는 기계는 삶이 엉켜 해결할 방법이 별로 없더라도 기계처럼 단순하게 모든 관계를 한 번에 정리할 수 없다. 한 가지 문제가 도래하였을 가능한 빠른 시일 내에 종결의 과정을 거치는 것이 혼란을 방지하는 유일한 방법이다.

간질이라는 질병을 앓는 환자 중 일부는 아주 짧은 시간동안 지속되는 발작으로 인해 그 날 배운 지식이나 기억했던 단기기억을 모두 잊어버리는 결석 간질(Absence Epilepsy)로 고통을 받는다. 이 간질은 미국의 한 학교에서 발견되었다. 수업시간에

겸손한 스트레스 오만한 치유

집중하며 수업내용을 잘 이해했던 학생이 시험만 보면 형편없는 성적을 얻었고 더군다나 수업내용 이해력이 지속되지 않았다. 수업 중과 그 이후 성취도에서 많은 차이를 보인 학생을 관찰한 선생님은 그 이유를 알 수 없었고 병원에서 정밀진단을 받아 보는 게 좋겠다고 추천했다. 이 학생을 정밀 진단한 결과 이 학생은 간질을 앓고 있던 환자였으나 간질의 발작시간이 워낙 짧아 본인이나 부모가 큰 질병을 인지하지 못한 것이다. 잠깐의 발작으로 지난 몇 시간동안 학습했던 내용이 머릿속에서 지워지고 더 이상 기억으로 축적되지 못한 것이다. 이 사례처럼 의도하지 않게 기억을 상실할 수 있다. 그러나 대부분은 머릿속의 지우개나 컴퓨터의 포맷처럼 의지대로 기억을 원하는 만큼 채우거나 지울 수 없다. 원하는 수준의 기억을 생성하고 불필요한 기억은 삭제하기 위해서 몸과 마음이 엉키지 않도록 관리를 잘해야 되는 것이다. 몸과 마음의 조화를 살피고 몸과 마음이 보내는 신호에 주목하고 적절히 대응해야한다. 나의 몸과 마음이 내가 자신 있게 할 수 있는 일이나 부담 없이 할 수 있는 것을 한 번 해 주기를 원한다는 것은 일상의 연장된 싸움에서 회피하자는 것이 아니고 새롭게 싸우기 위해 재충전이 필요하다고 알리는 것이다. 머릿속을 비우더라도 우리의 삶 안에서 살아가기 위해 학습했거나 작업 중인 내용을 소실시키지 않으면서 잠깐 쉴 수 있는지 물어 보는 것이다. 학습했거나 작업 중인 내용을 잘 보관하면서 머릿속의 복잡함을 한 번 씩 지워줘야 속도를 유지하며 삶의 현장에서 잘 살아갈 수 가 있다는 의미이다.

학습과 기억 그리고 마음의 정리를 위해 할 수 있는 것 중 하나가 내가 좋아하고 잘 하는 것을 가끔 하며 승리하는 기쁨을 만끽하는 것이다. 우리의 몸과 마음은 내가 좋아하고 잘 하는 것을 잘 알고 있다. 좋아하는 일이나 잘하는 일을 하면 즐겁게 할 수 있으며 잠시라고 그 일에 몰입하게 된다. 몰입은 머릿속에 돌고 있는 그러나 집중은 되지 않는 갖가지 일에서 나를 해방시키고 진행 중인 일을 일단 종결시키는 효과를 가진다. 스트레스를 안겨 준 어떤 일의 종결은 새로 시작할 수 있는 활력을 만들어준다. 축구나 야구를 좋아하는 사람들은 동호회를 만들어 주말 아침에 조기 운동을 하며 스트레스를 해소한다. 같은 취미를 가진 동호인들은 일과 연관되지 않는 사람들과 사귀면서 세상사는 이야기와 서로의 어려움을 토로하는 기회를 갖는다. 소모임을 하는 사람들이 회원 사이에 도와야 할 일이 있으면 도와주면서 서로의 짐을 나누어지는 것은 참으로 바람직한 일이다.

여러 사람과 어울려 좋아하는 일을 도모하는 것도 좋지만 본인이 그런 모임에 흥미가 적다면 혼자서 혹은 가족들과 하는 방법도 있다. 혼자서 할 수 있는 취미로는 자식을 키우듯이 난을 키우는 것이 좋은 사례이고, 만드는 것을 잘 하는 아빠가 프라모델을 만들어 아들과 게임을 하는 것과 같이 가족과 함께 하는 사례도 있다. 이렇듯 주변에서 취미를 가지고 몰입할 수 있는 일은 얼마든지 있다. 그러나 잘하는 일이나 좋아하는 일을 하더라도 다른 사람 특히 주변에 있는 가족에게 피해가 되는 일은 피해야한다. 텔레비전 프로그램 중에 자신의 고민을 이야기하고 방청객의 공감지수를 얻어 고민의 원인을 함께 해소하고 방법을 찾는 "안녕하세요"라는 프로그램이 있다. 한 번은 주부인 출연자가 공해 유발자인 남편과 사는 것이 고민이라면서 자신의 고민 이유를 소개했다. 남편은 건담이라는 플라스틱 로봇을 만드는 것이 취미였다. 퇴근하여 하루 9시간씩 달그락 거리며 건담을 만들기 때문에 누구랑 사는지 모르겠고 접착제 냄새 때문에 2세 건강도 걱정된다는 사연이었다. 정확히 기억은 안 나지만 학원 강사인 출연자의 남편은 자신이 좋아하는 취미생활을 충실히 하고 있으나 애꿎은 가족이 피해를 보는 사례였다. 내가 좋아하는 일을 하는 것도 좋지만 그것이 사랑하는 가족의 건강생활을 침해하는 정도면 안하는 것이 합리적이다. 물론 방법이 없는 것도 아니다. 공기청정기를 구비하거나 충분한 환기 장치를 만들 수 있으며 서로가 양보할 수 있는 범위로 시간을 조절하는 방법도 있다. 좋아하는 일이나 잘할 수 있는 일을 하더라도 가족과 함께할 수 있는 취미생활이나 여가생활이면 더할 나위 없이 좋겠다. 그러나 가족이 함께 하는 취미생활과 여가생활도 모두가 좋아하고 어느 정도 양보할 수 있는 범위에서 결과가 즐거워야 되는 것이지 가족의 일부는 좋은 일이나 일부에게는 의무가 되는 것이라면 좋아한다는 의미가 퇴색되고 또 다른 의무가 되어 실효를 거두지 못한다.

몸과 마음이 시키는 일이라 해도 가끔은 그것을 스트레스로 몰고 가는 경우도 있다. 취미생활에도 돈과 시간이 필요하기 때문이다. 돈과 시간은 서로 뗄 수 없는 관계이기 때문에 하나일지 모르지만 취미생활을 할 때는 내가 투자할 수 있는 돈의 범위와 시간의 한계를 염두에 두고 시작해야 한다. 그것을 옛날 사람들은 분수라고 했다. 여가활동을 위해 자신의 능력을 벗어난 돈과 시간의 사용은 몸과 마음이 시키는 재충전을 위한 시도가 아니고 나의 욕심에 해당한다. 욕심의 수준에 드는 취미생활은 경쟁이 개입되고 직업의 안정성을 해치기 때문에 인생에서 승리할 수 없는 게임을 하는 것과 같다. 나와 우리 가족의 생계가 달린 일을 하는데 피로와 스트레스가 누적되어 잠시 이길 수 있고 즐거운 게임을 통해 재충전의 기회를 가지라고 조언했는데 주객이 전도되어 소득이 없는 게임에 판돈을 많이 걸고 달려들어 생계가 달린 일을 위한 에너지마저 허비하는 형국이 되면 안 된다는 것이다. 한동안 뉴스에 화제가 되었던 것 중 하나는 연예인들의 불법 도박이었다. 거액의 판돈을 걸고 벌이는 도박에 청소년들이 좋아하는 상당수의 연예인들이 연루되어 수사를 받고 있었던 것이다. 연예인이라는 직업이 인기를 얻으면 상당히 많은 양의 돈을 얻지만 화려함 뒤에는 촬영 환경에서의 큰 스트레스와 생활에서의 외로움, 그리고 공허함이 자리하는 것 같다. 그들의 몸과 마음도 좀 쉬면서 하는 것이 좋겠다고 신호를 보냈으리라 생각된다. 그러나 인기가 오를수록 바빠지고 다른 사람들이 쉴 때 쉬지 못해 여러 사람과 어울리며 하는 취미생활에 어려움을 경험하게 된다. 혼자서 하는 여가 생활이라도 가용할 돈과 시간을 정해 놓고 몸과 마음을 이완하고 몰입해야 한다. 돈과 시간이 여가활동의 범위를 벗어나 과하게 사용되고 본인의 직업과 취미생활의 구분이 없어지면 결국에는 모든 것을 잃게 되는 과정으로 이어진다. 내가 잘하는 것과 잘 할 수 있는 것이란 조건을 이야기 한 것은 내가 충분히 이길 수 있고 관리할 수 있는 범위에 한정한 것이다. 도박은 보통의 사람이 이길 수 있는 게임이 애초에 아니었으며 몰입이 아니라 중독을 불러오는 독약이라는 것을 알아야 했다.

몸과 마음에서 보내는 쉼표는 여가활동을 통해 작은 성취를 맛보게 하고 현재 내가 직면한 어렵고 힘에 부친 일에 대적할 수 있는 자신감과 활력을 이끌어낸다.

좋아하는 일이나 잘하는 일을 하면 즐겁게 할 수 있으며 잠시라도 그 일에 몰입하게 되고, 몰입은 스트레스를 이완한다.

05 스트레스는 보관보다 발산을 선호

인간은 강한 존재이면서 동시에 나약한 존재이기도 하다. 나의 지식과 경험이 절대적인 나의 힘이면 좋겠는데 상대적 지위에 따라 내가 가진 것은 제로가 되기 다반사이다. 상대적 지위에서 오는 힘으로부터 내가 가진 것을 지키기 위해 우리는 "아니요" 라고 못하고 "예"를 외치며 살아가고 있다. "아니요"인데 "예" 라고 외치면서 우리는 심한 스트레스를 스스로 축적해 간다. 어떤 때는 "예"와 "아니요"를 구분하지 못하고 허허실실 살아가는 사람이 부러울 때도 있다. 머릿속에서는 "아니요"가 분명한데 입에서는 "예"라고 하고 있으니 스트레스이고, 스트레스인지 알면서도 내 입이 그렇게 말하고 있으니 스트레스는 더욱 가중된다. 입력된 정보에 따라 오차 없이 계산을 한 것 같은데 계산 결과는 예측을 완전히 빗나간 출력을 만들고 있기 때문이다. 자본주의가 팽배한 우리의 현실은 재물의 힘에 더욱 납작 엎드려 "예" "아니요"를 판단하지도 않고 "예"라고 외치기도 한다. 먹이사슬의 최상위에 있는 사람들조차 한 두 단계 상위의 사람들에게 외쳐대는 "예" 소리는 많은 사람들을 미쳐버리게 한다. 하나를 가진 사람 열 명 이상이면 열을 가진 사람을 이길 수 있어야 하는데 이상하게 모두가 주눅이 들어 있다. 열 가진 사람들을 둘러싸고 있는 "예"인지 "아니요"인지 모르는 사람들 때문에 열 가진 사람에게 다가갈 수 없어서인지, 아니면 아홉을 가진 자들 여러 명이 열을 가진 자에게 굽실거리는 것을 지켜봐서인지 모르겠다.

겸손한 스트레스 오만한 치유

"아니요"라고 하고 싶은데 하지 못하고 참는 것은 불씨를 몸 안에 채우는 것과 같다. 내 마음이 "아니요"라고 하고 싶다고 아우성치는 것은 내가 그동안 누적해온 기준과 너무 많이 벗어났다는 것이다. 이는 새로운 기준을 설정 하지 않고는 출력하기 곤란하여 스트레스가 커진다는 신호이거나 계산결과가 아닌 출력을 내야하는 부담 자체가 스트레스라고 알려주는 것이다. 좀 풀어달라는 의미로 해석할 수 있다. 힘들어도 가끔은 자신에게 떳떳한 결정을 하고 행동으로 옮기는 것이 필요하다. 굳이 상관에게 거칠게 대하라는 것이 아니라 조금 힘들다고 돌아 온 길이 있다면 어려움을 감수하고 직진하는 행동으로 옮겨보라는 것이다. 이렇게 해서 얻어지는 뿌듯함이 한동안 지속되는 내면의 에너지가 되어 줄 테니 말이다. 우리에게 스트레스를 만들어 주는 것은 주변의 다른 사람이나 환경도 있지만 내 자신이 나에게 주는 스트레스도 크기 때문이다. 오늘 갑자기 번개팅이라고 하는 부서 회식이 잡혔다. 중요한 회식은 아니었으나 오늘은 업무가 모두 좀 일찍 끝날 것 같으니 저녁식사 계획을 갑자기 잡은 것이다. 그런데 나는 오늘 입사 시험공부하고 있는 동생에게 밥 한 번 사주겠다고 약속을 했었다. 회식이 업무의 연장이긴 하지만 동생하고 약속도 미루기에는 미안하다. 그러나 나는 아무래도 동생과의 약속을 미루는 것이 편한 방법인 것 같아 동생에게 중요한 회사일이 생겨 다음에 식사를 해야겠다고 전화하고 말았다. 마음은 나에게 동생 시험이 일주일 밖에 남지 않았고 부서 회식은 누가 오고 가는 것도 아니고 일상의 회식이어서 빠질 수 있으니 "아니요"라고 말하라 강요하는데 나는 그 반대로 행동한 것이었다. 그 이후 나는 마음의 찜찜함으로 오랫동안 불편하다. 그것은 스트레스의 불씨를 키우는 행동이다. "아니요"는 큰일을 도모하기 위해 다른 사람에게 그리고 사회에 크게 외쳐야 되는 것이 아니라 나 자신에게 외치는 작은 소리에서 시작해야 하며, 이러한 생활 습관이 누적되어 행동화될 때 결정적인 일에서도 당당하게 "아니요"를 외칠 수 있다.

평소에 학습하여 내 안에 만들어진 기준에 의해 결론이 만들어지면 그 결론에 충실하게 행동하는 것이 스트레스를 키우지 않는 것이다. 결정하고 행동하는 습관에서 스트레스에 대처하는 개인의 능력이 길러진다. 스트레스에 대처하는 방식에는 사람마다 그리고 그 사람이 가지는 지위에 따라 달라질 수 있으며, 같은 지위에 있더라도 성별에 따라 달라질 수 있다. 사람들 중에는 스트레스 상황에 직면했을 때 스트레스를 만든 원인을 적극적으로 제거하여 스트레스 상황에서 벗어나려는 전략을 사용하는 사람이 있고, 스트레스를 만든 원인을 알고 있지만 원인의 제거 보다는 회피하며 시간을 버는 사람도 있으며, 자신의 스트레스를 본인이 직접 해결하기 보다는 주변 사람의 도움을 통해 해결을 시도하는 사람이 있다. 문제를 적극적으로 해결하려는 전략을 구사하는 사람들은 당장에 어려움과 부딪쳐야하기 때문에 순간 스트레스가 상승하고 어려움을 겪지만 문제가 해결되고 나면 축적되는 스트레스 없이 평안을 찾을 수 있고 스트레스를 극복한 경험을 축적할 수 있는 장점을 가진다. 반면에 문제의 원인을 알면서도 "아니요"를 못하거나 능력의 부족을 절감하고 회피하여 시간을 벌며 기다리는 사람은 당장에 큰 스트레스를 피한 것으로 생각되지만 몸과 마음은 불안해지고 스트레스는 그 상태로 내 안에 머물게 된다. 하나의 스트레스가 해결되지 못하고 회피하고 있는 상황인데 또 다른 스트레스가 밀려오면 그것 역시 회피하게 되고 스트레스의 무게는 점점 무거워져 간다. 한편 문제해결의 방법을 다른 사람에게서 찾고 의지하려는 사람들은 의지의 대상을 얼마나 가졌느냐와 그들의 개입 정도에 따라 차이가 있겠으나 본인은 스트레스를 전해 준 사람으로서 가지는 부담으로 스트레스는 있지만 문제의 원인에 의한 스트레스는 다소 경감시킬 수 있다. 물론 모든 사람이 하나의 옵션만을 가지고 스트레스 대처전략을 사용하는 것은 아니다. 자신의 환경에서 가용 가능한 모든 자원을 활용하여 다가오는 스트레스 상황에서 자유로워지는 것이 좋다. 혼자서 해결할 수 있는 것은 스스로 해결하여 동일한 스트레스가 반복되던지 아니면 유사 스트레스가 다가올 때 쉽게 해결할 수 있는 능력을 구비한다. 혼자서 해결하기에 어려운 스트레스가 왔을 때는 일단 그 상황으로부터 한 발짝 물러서서 문제의 원인이 무엇인지 정확히 파악하고 원인을 찾아 해결 방법을 모색하기 시작하되 누군가의 도움이 필요하면 내가 가진 네트워크를 최대한 활용하여 최단 기간 내에 해결한다. 그리고 도와 준 사람들에게 감사를 전하여 네트워크에 손상이 가지 않도록 유지하는 것이 지혜로운 대처전략이다.

우리의 예상과는 다르게 보통의 경우 여자들이 더 문제해결 중심의 스트레스 대처전략을 쓰고, 남자들은 회피중심의 스트레스 대처전략을 사용하다고 한다. 학교에 근무하는 28세에서 40세 사이의 남녀 관리자들 사이에서 스트레스 대처전략을 사용하는 데 차이가 있는지 알아보았다. 피험자들은 남자나 여자나 한 부서를 관리하는 위치에 있는 사람들이었다. 스트레스 대처전략에서 남자 관리자와 여자 관리자 사이에 차이가 있었는데 남자 관리자들은 회피중심의 전략을 우세하게 사용하고 있는 반면 여자 관리자들은 오히려 문제해결 중심의 스트레스대처 전략을 사용하는 것으로 나타났다. 소수인 여자관리자가 남자 위주의 사회에서 살아남기 위한 분투인지 모르겠으나 여성 관리자들은 스트레스를 유발하는 여러 가지 문제에 직면했을 때 문제로부터 물러나지 않고 해결하려는 의지가 강했다. 반면 남자 관리자들, 특히 고위직 관리자들의 경우 스트레스에 대처하는 방식이 직접적인 문제해결보다는 상위 관리자나 동료의 결정을 기다리며 회피하고 차후에 문제해결을 도모하는 전략을 구사하는 것으로 나타났다. 이는 상명하복의 직장 문화의 일면을 나타내고 있는 것으로 분석된다. 피험자 대부분이 과장 이하의 관리자들로 문제의 해결에 상관의 개입을 전제하고 있기 때문에 개인적 문제해결에서도 회피 중심의 대처 전략을 사용하고 있는 것으로 해석된다. 또한 사회적 지지에 대한 기대도 하지 않는 것으로 나타났는데 이는 사회적 가치와 평가에 어느 정도 독립적인 직장의 현실과 어느 정도의 책임을 지고 있는 관리자로서의 생활이 반영된 결과로 분석된다. 한편 하위직 직원들의 경우 스트레스 대처 전략에서 문제해결중심의 대처전략, 회피해결 중심의 대처전략, 그리고 사회적 지지 중심의 대처전략 사이에 유의한 차이가 없었고 오히려 남자 관리자와 여자 관리자들과 비교하여 사회적 지지에 의지하는 스트레스 대처전략을 사용하는 빈도가 높았다. 조직 내에서 책임 많지 않은 경우 문제를 스스로 해결하기 보다는 상관의 결정에 의존함으로서 직접적으로 스트레스에 노출되는 것을 회피하려는 경향이 있었다.

그러나 회피해결 중심의 대처전략을 지속적으로 사용할 경우 스트레스가 누적될 수 있고, 문제해결을 어렵게 할 수 있음을 인식해야 한다. 즉 문제의 핵심 파악과 관계없이 어려운 상황을 모면하기 위해 잠만 자면서 사람들과의 만남을 회피하거나 지나칠 정도로 운동에만 몰두하는 등의 전략은 순간은 회피되지만 몸 안에는 계속해서 스트레스를 누적하는 과정이다. 회피 중심의 스트레스 대처전략이 스트레스를 몸 안에 축적할 수 있다는 것은 스트레스 호르몬으로 확인할 수 있다. 스트레스 수준의 상승은 혈중 스트레스 호르몬인 코티졸 분비를 늘리고 자율신경 신경에 의한 생리기능의 조절도 흥분성의 교감신경 위주로 바뀔 수 있다. 회피중심의 스트레스 대처전략을 사용하는 빈도가 상대적으로 많은 사람들의 경우 스트레스 호르몬인 코티졸 수준과 자율신경에서 흥분성의 교감신경의 신호와 안정성의 부교감신경의 신호사이의 균형을 나타내는 지표(LF/HF ratio)가 상승하고, 서로 통계적으로 유의하게 양의 상관을 나타내었다. 문제해결 중심의 대처전략을 사용하는 빈도가 높은 사람들의 경우 코티졸 수준과 LF/HF ratio 수준이 낮아지고, 지표 사이에 유의한 음의 상관이 나타났다. 결국 회피중심의 스트레스 전략을 사용할 경우 급성의 스트레스가 크면 클수록 스트레스 호르몬의 분비가 많아지고 스트레스 호르몬에 의한 부정적 영향이 지속될 수 있으나, 문제해결 중심의 스트레스 대처 전략을 사용하면 급성의 스트레스가 상대적으로 커져도 스트레스 호르몬은 감소하여 스트레스의 부정적 효과가 지속되지 않는다는 해석이 가능하다.

스트레스가 다가왔을 때 그것을 적절히 다스리지 못하는 상황이라면 먼저 힘에 부치더라도 철저히 분석하여 원인을 찾아내고 그 원인을 제거하려는 노력이 필요하며 이것이 스트레스를 몸 안에서 키우지 않는 방법이다. 그러나 스트레스가 다가왔을 때 곤란함을 예측하여 회피만을 한다면 결국에는 스트레스라는 독이 몸에 가득 차이고, 그 독은 차례로 나의 건강을 해칠 수 있다. 몸과 마음이 "이건 아니야!"라는 소리에 귀 기울여 그 외침과 바람을 들어주는 조그만 노력이 내 몸 안에 건강을 심고 키우는 길이 된다.

스트레스를 몸 안에 쌓아두면 독극물을 계속 마시는 것과 같다.

제4장. 철이 들수록 쉽지 않은 스트레스 끌어안기

우리는 나이가 들면서 내면의 자연스러움을 잃고 어른다움으로 포장된 부자연스러움에 익숙해진다. 나이가 들어갈수록 어린아이 같이 순수함을 유지해야 스트레스를 멀리할 수 있다.

01 충분한 수면

수면은 사람의 의지로 하는 것이 아니라 내재된 생화학적 조절을 통해 이루어지며 수명이 긴 동물들에게 생명 유지를 위한 필수의 생리 현상이다. 수면은 생명연장의 수단으로 우리 몸에 심어진 것이고, 필요한 시간만큼 수면을 취한다고 해서 손해가 아니고 본전이며 잠을 덜 잔다고 해서 이득도 아니다. 안 잔 만큼 수명조절에 영향을 줄 수 있기 때문이다. 그래서 수면의 양과 질은 삶의 질을 높이고 건강생활을 이어가는데 필수 불가결의 요소인 것이다. 그래서 우리의 몸은 완전 하리 만큼 리듬을 유지하며 생활을 하게 화학적인 방법으로 이 리듬을 조절하도록 한 것이다. 아침에 눈을 떠 빛이 눈의 광수용체를 자극하면 뇌에서는 각성을 높이기 위해 각성 유지 호르몬인 코티졸의 분비를 늘리고 저녁이 되면 코티졸은 줄이면서 멜라토닌이라는 수면유도 호르몬의 분비를 늘려 잠을 유도한다. 그러나 늦은 밤까지 활동 시간을 연장하도록 도운 전구(Light)의 발명, 게다가 각성을 유도한 각종의 컴퓨터 기반 기기에서 나오는 푸른 빛, 그리고 밤늦은 시간까지의 활동해야만 경쟁에서 앞서 갈 수 있는 현대의 바쁜 삶이 현대인에게서 최초 설계 때 부여했던 고유의 수면시간을 빼앗아 갔다. 수면이 설계될 당시의 목적이 건강하게 오래 사는 것이었으므로 결국 수면의 박탈은 건강과 장수에 직접적 영향을 줄 수 있다는 뜻이 된다.

우선 수면은 하루 일과에서 지친 몸과 마음을 쉬게 하는 역할을 한다. 수면의 단계는 크게 두 단계인 비렘(NREM, Non-Rapid Eye

Movement)수면과 렘(REM, Rapid Eye Movement)수면으로 나누어진다. 렘수면은 수면 중 안구의 움직임이 매우 빨라진다고 하여 붙여진 단계로 렘수면을 제외한 수면의 단계인 비렘수면과 구분된다. 렘수면은 파라수면(para-sleep)이라고도 하고 비렘수면은 오르토수면(ortho-sleep)이라고도 한다. 비렘수면으로 시작한 수면이 렘수면의 단계에 이르러 끝날 때까지를 수면의 한 주기라 하고, 한 주기는 20-30분 정도의 렘수면을 포함하여 약 1.5 시간에서 2 시간 간격이 되며, 수면주기가 4-5회 반복되는 것이 정상 수면이다. 비렘수면과 렘수면 단계의 전환과 수면 중 깨어나는 각성에 관여하는 신경전달물질이 세로토닌과 노어에피네프린이다. 불안, 근심, 우울 등 정신적 불안정성이 이들 신경전달물질의 분비와 대사에 영향을 주고, 그 결과가 수면 주기에 영향을 주어 깊은 잠을 방해하고 자주 깨어나는 등 수면의 질을 나쁘게 하는 부작용으로 나타난다. 이렇듯 수면이 심신을 쉬게 하는 역할도 단순하게 진행되지 않는다. 정상수면은 몸과 마음을 차례로 쉬게 한다. 잠기오기 시작해서 수면상태에 들어갈 때 뇌에서 혈액이 서서히 빠져나오기 시작하여 비렘수면 동안 뇌로 가는 혈류량이 줄어든 상태로 유지된다. 비렘수면은 다시 뇌파를 기준으로 4단계로 나누어지며 단계가 높아질수록 더욱 깊은 잠에 빠지게 된다. 그리고 나서 렘수면 단계로 접어들게 되는데 이 시기에는 혈액이 다시 뇌로 들어온다. 혈류를 기준으로 볼 때는 혈류가 뇌에서 빠져나가는 비렘수면의 단계는 뇌가 쉬는 단계이고, 혈액이 다시 뇌로 들어오는 렘수면은 몸이 쉬는 단계로 설명하기도 한다. 수면 중에는 체온이 낮아지고, 호흡수나 맥박수도 줄어들며 물질대사도 최소화된다. 물론 수면 중에는 근육의 반응성도 낮아지는데 몸에 있는 골격근의 반응성이 렘수면 때 더욱 낮아지는 것으로 알려져 있다. 몸은 쉬며 뇌는 활동을 하는 것으로 설명되는 렘수면은 혈액이 각성 시기처럼 뇌로 들어차 있고 회상을 통해 생각을 정리하며 꿈을 꾸기도 한다. 그러나 몸은 자극해도 잘 움직여지지 않는 수면단계인 것이다. 렘수면 상태로 잠을 자다가 악몽이나 강한 자극의 꿈으로 인해 순간 눈을 떠질 때가 있다. 이 때 우리는 가위눌리는 현상을 경험한다. 가위눌리는 현상은 이미 혈액이 뇌로 들어와 있기 때문에 각성이 쉽게 회복될 수 있는 상태로 현실과 꿈이 구분이 잘 안 되는 상황에서 몸을 움직여 보려고 하는데 몸은 아직 근육 활성이 오지 않아 움직여지지 않는 상태로 설명할 수 있다. 반대로 깊은 잠을 자다가 갑자기 외부요인에 의해 깨어났는데 계속 비몽사몽인 상태가 얼마간 지속되는 것은 비렘수면의 깊은 단계인 3-4 단계에 있다가 깨어난 것이다. 이때는 혈액이 뇌에서 빠져나와 있기 때문이고 혈액이 어느 정도 되돌아와야 각성이 정상 수준으로 회복되기 때문에 경험하는 현상이다.

한편 수면은 몸과 마음을 쉬게 하는 역할만하는 것이 아니라 기억을 강화(consolidation)하고 면역기능을 보존하는 주요한 역할을 한다. 비렘수면의 3, 4단계에서 기억이 강화된다고 알려져 있다. 기억강화는 낮에 저장한 단기기억이 장기기억으로 전환되어 뇌에 기록되는 과정을 지칭하는데 기억의 강화가 수면 중에 일어난다는 것이다. 과학의 많은 법칙들 중에는 과학자가 꿈속에서 정리한 것이 바탕이 되어 만들어진 것도 있다. 화학 책의 앞표지에 나오는 주기율표는 러시아의 과학자 멘델레프가 만들었는데 멘델러프는 평소 원소성질의 주기성을 연구해오던 와중에 꿈속에서 원소 성질의 주기성과 배열을 구상했다고 알려지고 있다. 결국 없던 것이 꿈속에서 만들어지는 것은 아니고 평소 기억하고 학습했던 것이 부호화와 체계화를 통해 장기기억으로 전환되는 과정에서 새로운 사실을 발견한 것으로 생각할 수 있다. 마찬가지 맥락에서 어린아이들은 많이 자야하는 이유를 수면 중에 이루어지는 기억강화로 설명할 수 있겠다. 갓 태어난 아기에게 몸과 오감으로 들어오는 모든 자극은 새로 배운 것이며 앞으로 기억해야 하는 것들이다. 각성이 유지되는 동안 임시로 저장된 많은 양의 정보를 장기기억으로 전환하여 저장하려면 충분한 잠은 필수라고 여겨진다.

또한 잠은 면역기능과 바로 연결되어진다. 적절한 수면이 건강한 신체와 연결되는 것은 부연하지 않아도 충분하다. 잠을 충분히 잘 때는 알 수 없지만 잠을 못자면 잠의 중요성을 깨닫는다. 수면이 부족하면 평소 산성인 피부의 모공이 중성으로 변하면서 세균의 증식을 허용할 수 있고 피부 트러블을 만들어낸다. 미인은 잠꾸러기라는 말은 거짓이 아니다. 또한 장기간 잠을 못자면 대장에 서식하는 대장균이 장에서 혈관으로 들어 올 수 있으며 이 경우 혈관 내 염증이 생기고 쇼크로 사망에 이를 수도 있다. 그래서 잠을 잘 자는 것은 건강을 유지하는데 매우 중요한 일이 된다. 한편 최근 연구에서는 인간이 잠을 자는 주요 이유 중 하나가 뇌 활동 중에 만들어지는 해로운 대사 부산물인 세포 찌꺼기를 제거하기 위함이라는 주장도 있었다. 미국 로체스터대학 연구팀은 글림프 시스템(glymphatic system)이라고 하는 뇌의 독특한 노폐물 제거

체계의 활동이 수면 중에 활발하게 일어나 치매의 한 종류인 알츠하이머병과 같은 신경퇴행성질환의 원인이 될 수 있는 독성의 세포대사 부산물을 효과적으로 씻겨낸다고 설명했다. 세포 찌꺼기에는 치매의 원인물질 중 하나인 "베타 아밀로이드"라는 단백질이 포함되어 있었으며, 세포 찌꺼기는 뇌의 혈관을 통해 뇌 밖의 순환계로 보내진 후 최종적으로 간에서 처리되었다. 또한 수면 중에는 뇌세포 활동이 60% 가까이 감소하여 뇌를 청소하는 글림프 시스템의 활성이 상대적으로 활발해져 깨어 있을 때보다 10배 정도 효율이 좋아 진다고 설명했다. 이는 "집에서 파티할 때 손님을 맞는 일과 청소를 함께 할 수 없는 것과 같다"고 부연했다. 뇌가 쉬는 시간으로 여겨졌던 수면이 생명유지를 위해 중요한 역할을 수행하는 것이다. 각성과 수면주기를 잘 지키는 생활 습관이 노인성 치매와 같은 불치병을 멀리하는데 기본이 된다는 것이다.

많은 전문가들은 생명유지에 중요한 잠은 현대사회 생활에서 홀대를 받고 있다고 생각한다. 잠은 위에서 설명한대로 몸과 마음을 쉬게 하되 쉬는 시간에도 기억을 강화하고 면역력을 증진시키는 등 생명유지 기능을 수행하기 때문에 적정 시간 양질의 수면은 건강과 생명을 보장한다. 갓 태어난 어린 아이는 16시간 정도를 자야하며 10살이 될 때까지 이 시간이 서서히 감소하지만 10시간 이상 자야만 한다. 그리고 이 시기에는 렘수면의 비중도 더 커야한다. 앞에서 설명된 바와 같이 수면은 새로운 것을 배우고 익힌 것을 장기기억으로 저장하고 뇌의 발달에 도움이 되기 때문이다. 10대 때에는 평균 9시간 이상을 자는 것이 좋다. 10대의 뇌도 새로 배운 것을 수용하기 위해 유연성을 유지하고 있으며 뇌의 구조적 변화가 활발한 시기이기 때문이다. 성인들은 7-9 시간의 정상수면을 해야 한다. 그래야만 수면이 주는 혜택을 받을 수 있다.

일생을 통해 수면이 차지하는 비중은 전체 시간 중 약 36% 시간에 해당하며 90살을 산다면 수면은 약32년에 달한다. 그러나 현대사회를 살아가는 직장인 중에 낮에 일하는 사람의 약 30%, 밤에 일하는 사람의 약 44%가 6 시간 이하의 잠을 잔다고 한다. 그래서 문헌상으로는 성인의 약 33%가 수면문제로 고통을 받고 있으며 15% 정도는 수면부족과 연관된 만성질환을 가지고 있다. 모든 사람이 잠을 마음먹은 대로 잘 수 있고 또 깨어있는 것이 아니라는 의미이다. 잠을 자려고해도 잠을 못 이루는 불면증과 잠을 자야하는 시간이 아닌 낮 시간에 잠이 와서 견디지 못하는 기면증 환자도 있다. 특히 불면증은 스트레스나 불안, 그리고 잘못된 생활 습관으로 인해 발병 할 수 있다. 하지만 수면장애는 생활습관을 통해 불면을 유발하는 원인을 제거하고, 적절한 수면 환경의 유지와 자신만의 수면 패턴을 통한 꾸준한 훈련으로 얼마든지 극복할 수 있다. 첫 번째로 숙면은 자신에게 최적인 수면 환경을 만드는 것에서 시작한다. 숙면을 위한 최적의 온도는 섭씨 26℃라고 하는데 개인마다 약간의 차이가 있을 수 있으니 자신에게 맞는 온도를 유지하는데 약간 써늘한 느낌이 좋다. 빛은 완전히 차단하여 호르몬과 빛에 의해 조절되는 생체시계를 수면시간으로 맞추는 것이 중요하다. 물론 소음과 같이 수면의 유도와 숙면을 방해하는 위해 요소도 차단되어야 하겠다. 두 번째는 생활습관을 통해 수면장애를 피하는 방법이다. 수면시간 두 시간 이내에는 운동을 하지 말고 각성을 낮추어야한다. 잠을 방해하거나 수면의 질을 나쁘게 하고 각성을 유도하는 기호식품인 카페인 음료, 담배, 술은 잠자기로 목표한 시간에서 가급적 멀리 떼어 놓는다. 저녁식사의 양은 줄이되 야식이 생각나지 않을 정도로 먹는다. 지나친 음주는 잠을 불러올 수 있으나 수면의 질이 나빠져 수면의 효과를 경감시킨다. 술에 의존한 수면은 건강한 수면주기를 방해하기 때문에 같은 시간 동안 수면을 하더라도 수면에 의한 개운함이나 피로회복이 되지 못한다. 세 번째는 자신만의 수면패턴을 가지는 것이다. 잠이 오지 않을 때 잠을 자야한다면 따뜻한 물에 샤워를 하고 약간 어려운 책을 읽는 것도 한 가지 방법이다. 숙면을 취하기 위해서는 즐거운 생각이나 감사한 생각을 유지하고, 조용한 음악을 듣거나, 아니면 일기와 같은 글을 쓰고 그림을 그리는 것도 좋다. 그리고 잠이 오는 것을 느낄 때 침대로 가서 잠을 청한다. 위와 같은 수면 전 행동 패턴을 통해 자신만의 수면 유도 방법을 개발하면 좋다. 잠이 오지 않는데 자기 위해 침대에 누워 잠이 오기를 기다리는 것은 추천할 만한 방법이 아니다. 또한 건강을 유지하기 위한 좋은 수면습관을 평소 일정하게 유지하는데 수면리듬이 생리적 리듬과 맞으면 더욱 좋겠다. 일정한 시간에 자고 일정한 시간에 일어나는 습관을 유지하는데 우리 몸의 생체시계가 오후 11시경에 멜라토닌이라는 수면유도 호르몬이 최고로 상승하니 이 시간 근처에 잠을 청하고 아침 해가 뜨고 빛이 눈으로 들어오면 각성을 위한 호르몬이 상승하니 이 시각에 일어나는 습관을 가지는 것이 몸에 무리를 주지 않는 건강한 수면습관이라 할 수 있다. 물론 개인차가 있을 수 있으며 그것이 자연스러우면 된다. 자연스럽다는 것은 환경과 내가 맞춰졌다는 것이고 내 몸의 호르몬을 비롯한 생체시계가 그렇게 설정 되었다는 뜻이기도 하다.

> 잠을 안자면 그만큼 수명을 줄이는 일이다.

02 웃음 달고 살기

어린 아이의 웃음소리를 들으면 기분이 좋아진다. 아이들의 웃음에는 가식이 없고, 아이들은 자신들을 즐겁게 해주는 자극에 단순히 반응만 충분히 하고 있는데 보는 이들에게 즐거움을 전파한다. 나로부터 시작된 천진한 웃음을 생각하자. 그것이 나를 긴장에서 해방시키고 주변의 다른 사람들에게 전파되는 과정을 상상해보자. 나는 그냥 즐거워서, 재미있어서 웃었는데 남에게 도움까지 되고 있다면 굳이 웃음을 참거나 어색하게 웃을 필요가 없다. 웃을 일을 만들고 웃을 일을 만나면 환하게 웃자. 그것은 기쁨과 행복이라는 연못에 작은 돌을 던져서 연못 전체에 파동을 만들어 전파하는 것이다. 웃음은 이렇게 전파의 특성을 통해 나의 주변을 행복하고 즐거움으로 충만하게 만드는 장점이 있다.

그럼 웃음은 건강하고 어떤 연관이 있는가. 웃음은 내장 마사지 효과를 가진다. 우리는 건강하기 위해서 운동을 해야 한다는 이야기를 늘 듣고 산다. 운동을 할 때 마음대로 움직이는 근육이나 신체부위가 있고 마음대로 움직여지지 않는 근육과 부위가 있다. 마음대로 움직여지지 않는 신체부위가 내장기관이다. 우리의 내장 기관은 자율신경으로 움직이는 것으로 알고 있다. 물론 자율신경의 움직임이 우리의 마음과 완전히 동떨어져 있지는 않다. 불안하거나 두려운 상황에 직면 했을 때 심박이 증가하고 심박출량이 늘어나며 호흡률이 증가하는 것이 자율신경을 통해 이루어지는 과정이므로 정서반응과 자율신경의 조절작용은 밀접한 연관을 가진다. 사람들은 웃음을 통해서 마음의 안정과 긴장의 이완을 경험한다. 또한 웃음치료를 주창하는 사람들은 웃음 훈련으로 자율신경의 활동을 제어하려는 시도를 하고 있다. 내장근육이 손을 펴고 주먹을 쥐는 것과 같이 의도대로 움직이지 않는 불수의성을 가지고 있음을 인지하지 못하는 것은 아니다. 웃음이 내장근육을 세밀하게 조절할 수는 없지만 크게 움직이게 하여 내장 전체를 자극하는 효과가 있다. 웃음은 어떤 내장기관에 특정하지도 않고 특정 기능의 활성을 목표로 하는 것이 아니라 내장근육의 마사지 효과로 전체 내장기관의 활성을 높여 주는 방법이 될 수 있다는 것이다.

또 웃음은 진통효과를 가진다. 특별히 만성통증을 가진 환자는 통증이 주는 고통으로 말미암아 삶의 질이 현격히 저하된 채 살아간다. 만성통증은 류머티즘과 루퍼스 같은 자가면역질환, 암, 그리고 허리통증 같은 신경성 질환이 가장 큰 원인이다. 이들 질환의 환자들은 만성통증에 시달리고 이것으로 인해 사회생활은 물론 일상의 생활에 큰 영향을 받는다. 이들에게 웃음은 진통제 이상의 역할을 한다는 연구가 많이 있다. 미국 오하이오 주에 있는 대학병원의 통증클리닉에서는 통증환자가 내원을 하면 경중에 따라 달라지겠지만 진통제를 처방하는 대신 웃을 수 있는 몇 가지 처방을 한다고 한다. 코미디 영화 비디오를 하루에 하나, 직장에 갈 때 읽어 볼 유머 메모 1주일분 등이다. 환자는 저녁에 집에 돌아와 코미디 영화를 보면서 크게 웃고 잠에

들고, 아침에 출근할 때는 유머 메모를 읽고 웃으며 출근한다. 웃음처방을 받은 많은 환자들이 진통제 이상의 진통효과를 보았으며, 한 류머티즘 환자의 경우 질병의 진행이 현저히 늦어지고 자전거를 혼자 타지 못했는데 자전거를 타고 콧노래를 부르면서 출근할 수 있었다고 한다. 또한 일본의 한 코미디언은 아침마다 대학병원에서 자원봉사를 하는데 조그만 강당에서 환자를 대상으로 코미디 공연을 하여 환자들의 통증을 잊게 하고 치료효과를 상승시키는 모범을 보이고 있다. 이렇듯 웃음이 만성통증환자의 통증에 탁월한 효과를 나타내었다는 사례는 넘쳐난다. 웃음이 어떤 질환을 치료하는 것은 아니나 엔도르핀과 같은 내재된 통증완화물질의 분비를 촉진하여 질병의 진행을 늦추고 만성통증 완화 같은 효과로 환자의 사회적 활동에 도움을 준다는 것이다. 미국의 의사였던 노먼 쿠진(Norman Cousins)은 젊은 시절 강직성 척추염으로 회복불능 판단을 받았으며 50세를 넘기지 못한다는 진단을 받았으나 웃음효과를 통하여 희귀한 관절염 증상에서 회복되었고 75세까지 건강하게 살았다. 그는 웃음의 효과를 전파하기 위해 투병체험기인 "질병의 해부"라는 책을 집필하였으며, 미국에서 정신신경면역학(Psychoneuroimmuno-logy)이 태동하는데 결정적 역할을 하였다. 정신신경면역학회는 매년 우수 연구자에게 노먼 쿠진 상을 수여하고 있다.

실제로 웃을 만한 사건이 있어 크게 웃는 것이 진정한 웃음이긴 하지만 일부러 크게 웃는 것도 건강 유지에 도움이 된다고 알려져 있다. 소리 내어 크게 웃는 과정이 실제로 웃는 과정과 크게 다르지 않기 때문일 것이다. 일단 뇌가 웃음 유발과정에서 엔도르핀 분비를 자극하는 것이 아니라 실제로 웃는 과정의 메커니즘에 의해서 웃음의 효과가 매개되는 것으로 판단된다. 물론 생체 자극에 의한 뇌의 반응이 단순하지는 않다. 우리가 아직 모르는 과정을 통해서 최종 반응이 나오겠지만 가짜로 웃는 과정에서 오는 뇌 자극이 일정부분 실제로 웃는 과정을 흉내 내는 것으로 이해된다. 또한 가짜로 웃는다 할지라도 그 과정에서 스스로 웃음이 유발되고 실제와 같아질 수도 있다. 또한 실제 웃음과 가짜 웃음이 만들어 내는 근육의 움직임과 내장근육을 자극하는 것에 큰 차이가 없기 때문에 이 부분에서 비롯되는 효과는 동일하리라 여겨진다. 우리 신체를 통해서 이루어지는 운동은 나의 몸과 팔다리의 위치가 변해야만 정의될 수 있는 것이 아니고, 근육을 긴장시키고 이완시키는 과정을 반복하는 것도 운동이므로 크게 웃는 과정 자체가 신체활동을 하는 운동이기도 하다. 내장기관의 운동까지 포함하는 전신 운동이 웃음이라 할 수 있고 주변을 즐겁게 만드는 효과까지 가지는 웃음의 효과를 간과해서는 안 된다. 어린 아이들이 아주 작은 것에 즐거워하고 웃음을 달고 사는 것처럼 어른들도 스스로 웃을 일을 만들고 작은 즐거움에도 큰 웃음으로 화답하는 것은 나의 건강과 주변인의 건강을 증진시키는 매우 훌륭한 생활 자세가 된다는 것을 알아야겠다.

즐거우면 웃고 슬프면 울면서 자연스런 감정기복을 가지고 사는 것은 끊임없이 자율신경을 자극하고 심박의 활성을 높여준다.

웃을 일을 자꾸 만드는 것도 중요하지만 쉽게 웃어주는 것이 먼저 필요하다. 우리의 옛말에 "쓸개 빠졌냐? 비실비실 웃게"라는 말이 있다. 어린이가 아닌데 잘 웃는 사람에게 꾸지람에 가깝게 하는 말이다. 근엄해야 할 자리에서 웃거나 다른 사람에게는 별것 아닌 사소한 일인데 웃음이 터져 어쩔 줄 몰라 하는 사람들이 있다. 무게가 없다거나 진중하지 못하다고 비난을 받을 수 있으나 그들의 감성은 아직 어린이와 같을지도 모른다. 경쟁사회에서 잘살아 가고 견디려면 이를 악물어도 잘 안 되는데 저래서야 되겠나 하고 비난할 것이 아니라 그들의 천진하고 젊은 마음을 부러워해야 한다. 그런 사람들의 얼굴을 유심히 본 적이 있으면 확인할 수 있을 것이다. 웃음 많은 사람 대부분이 젊은 얼굴, 동안이다. 잘 웃는 사람들의 자율신경 활성은 매우 높고, 그런 사람들에게 심장의 발작이나 갑작스런 죽음과 같은 비극은 일어나지 않는다. 피할 수 없는 경쟁사회에는 근엄한 자세를 늘 견지한 사람의 존재보다 웃음을 잃지 않고 주변사람에게 행복의 미소를 전하는 사람의 존재가치가 매우 크다. 우리는 몇 십 년 전 우리의 할머니 할아버지 세대보다 훨씬 오래 사는 고령사회의 일원이 될 것이다. 의술이 발달하여 질병을 미리미리 예방하고 병의 원인을 잘 찾아내고 또 원인에 맞게 치료하는 방법들이 개발되었기 때문이다. 오래 잘 사는 것은 의술에 기대어 병치레를 하면서 사는 것이 아니고, 병원에 의존하지 않고 오래 사는 것이 진정 오래 사는 것이고 잘사는 것이다. 그 방법 중에 하나가 웃음을 달고 사는 것이다. 웃을 때 혼자 웃는 것 보다는 여럿이 함께 웃을 때 효과가 커진다고 한다. 여럿이서 웃으면 서로 상대방을 보면서 즐거워하면 웃음이 연장되며 즐거운 기분이 점점 상승되어 최대의 효과를 보게 된다. 스트레스라는 말을 정신의학과 심리학에 도입한 한스 셀리에는 부정적 감정이 질병의 원인이 된다면, 반대로 긍정적 사고와 기쁜 감정은 병의 치유에 도움이 될 것이란 믿음을 가졌던 사람이다. 그는 당시 가장 익살스러운 코미디 프로와 영화, "몰래 카메라"와 "막스 브라더스" 등을 보면서 배꼽잡고 웃는 습관을 몸에 익혔으며, 시간이 허락하면 친구들을 호텔로 초대하여 함께 웃으며 즐거운 시간을 보냈다. 그의 주장에 의하면 웃음은 혼자보다 여럿이 웃을 때 33배나 더 잘 웃게 되기 때문이라고 주장하였다. 그는 10분 정도 폭소를 터트리면 2시간 정도 편안하게 잠잘 수 있었다고 고백하였다. 편안한 잠은 앞에서 설명되었듯이 몸과 마음의 건강에 직결되는 생리적 현상이기에 건강유지에 필수의 과정이고, 이 과정을 편하고 길게 가져갈 수 있게 하는 웃음의 건강 증진 기능을 예측하고도 남는다.

웃음의 긍정적 효과를 생의학적인 측면에서 정리하면 "웃음은 면역력을 증강시키는 효과를 가진다"로 요약할 수 있다. 바이러스에 감염된 세포나 암세포를 찾아 사멸시킬 수 있는 백혈구인 T 임파구와 NK 세포의 활성을 증진하고, 항바이러스 효과가 있는 백혈구 분비물질인 감마 인터페론의 분비를 촉진하여 감염성 질환 및 각종 암 예방에 효과가 있다. 웃음은 스트레스 호르몬인 코티졸과 에피네프린의 분비를 억제하여 스트레스를 경감시킬 수 있다. 앞에서 설명된 바와 같이 웃음은 우리 몸 안에 내재된 통증억제 물질인 엔도르핀과 엔케팔린의 분비를 촉진하여 통증을 완화시킬 수 있다. 또한 내장근육 운동을 포함한 근육의 수축과 이완을 통해 혈액순환을 촉진하고 혈압 강하 효과를 통해 신체활성을 증진시킨다. 웃음은 정신건강에도 탁월한 효능을 가진다. 웃음은 정신적 유연성을 부여하여 사회성을 계발하는데 도움이 되고 사람들과 잘 어울리게 하여 사회적 network를 넓히는데 도움을 주며 협동심을 높여준다.

요즈음 젊은 남자들이 여자들에게 호감을 잃는 첫 번째 이유가 못 웃겨서라는 우스갯소리가 있다. 웃음이 그 만큼 중요하고 필요한 시대라는 뜻이다. 웃기는 것이 필요한 시점 왔을 때 웃겨야 하고 시도해도 웃길 수 없고 그 상황에 맞는 적당한 유머도 생각나지 않는다. 웃음은 우스갯소리를 적어 와서 그대로 흉내 내는 것이 아니라 평소에 쉽게 남의 이야기를 잘 들어주며 감동하고 행간에서 웃을 수 있는 여유가 있어야 웃을 수 있고 다른 사람의 웃음이 아닌 내 웃음을 선사할 수 있다. 그러니까 평소 잘 웃는 사람이 남도 잘 웃길 수 있다는 뜻이다. 유머는 필요할 때 그때그때 만들어 내는 것이 아니라 말을 하는 것처럼 자연스럽게 나와야 된다는 의미이고, 그러려면 우선 본인의 마음에 여유가 있어야한다. 여유라는 것은 많이 가졌다는 의미가 아니라 많이 내어 줄 수 있는 마음을 가졌을 때 가능한 것이다. 마음을 나누어 줄 수 있는 사람이 여유를 가진 사람이고 여유를 가진 사람이 쉽게 남을 웃길 수 있고 감동을 줄 수도 있다.

03 속이 시원해지는 울음

우는 것은 가장 단순한 감정표현이며 나의 감정적 상태를 나타내는 적극적인 표현이다. 말을 하지 못하는 어린 아이들은 자신의 욕구를 표현하기 위해 울음을 선택한다. 배가 고프거나 졸리는 생리적 욕구가 있을 때 뿐 아니라 아프거나 무서울 때에도 울음으로 나의 불편함 그리고 위기를 주변에 알린다. 우리 집 작은 아이는 어려서 엄청 울었다. 자기가 원하는 것을 얻지 못하면 엄마 아빠를 보면서 울기 시작하여 30분을 채우는 것이 기본이었다. 불만의 표시로 시작된 울음은 울기 시작한 장소에서 30분을 채워야 했다. 어느 날 우리 작은 아이가 요구르트를 더 달라고 냉장고 문고리를 붙잡고 울기 시작했는데 우리 부부는 버릇이 나빠진다고 들어주지 않았다. 한 20분이 지난 후 엄마가 식사 준비를 위해 아이를 식탁 쪽으로 안아서 옮기고 냉장고에서 물건을 꺼내었는데, 이 녀석은 다시 냉장고로 가서 문고리를 잡고 30분간의 울음을 채운 고집불통이었다. 심리학자가 아니어서 정확한 분석은 어렵겠지만 그렇게 장시간 우는 이유는 믿음, 배신, 그리고 기대가 뒤섞인 상태에서의 감정 표현으로 생각된다. 울음에는 내가 원하는 것을 해주지 않느냐고 하는 강한 욕구의 감정을 표현하는 것과 내가 오늘의 싸움에서 지더라도 다음에는 그러지 말라는 메시지도 있었던 것 같다. 일종의 기 싸움 같은 상황인데 그 기 싸움에서 결국에는 엄마 아빠가 승리하여 차분한 아이로 키울 수 있었는데 이렇듯 아이들이 울음을 통해 의사표현을 하는 것은 전혀 어색하지 않으며 당연한 것으로 받아들인다. 그러나 아이가 조금 크면서 상황은 바뀌어 간다. 우는 것이 창피한 것이 되어 가는 것이다. 엄마 아빠에게 자신의 욕구를 채우기 위해 우는 행동이 친구들 앞에서 하면 나약함의 상징이 되기 때문이다. 초등학교에 다니는 아이들이 싸울 때 먼저 우는 것은 지는 것이 되고 패배를 인정하는 것이 되는 것처럼 말이다. 그 때부터 우는 것은 나약함이나 패배를 스스로 인정하는 기준이 된다. 우리가 잘 아는 어린 시절의 캔디라는 만화 영화 주제가에 나오는 한 줄의 가사는 우리에게 분명한 설명을 해준다. "외로워도 슬퍼도 나는 안 울어"라는 말은 세상이 아무리 험난하고 내 생활이 고단해도 운다는 것은 내가 직면한 어려움에 지는 것이 되니까 울지 않고 싸워 이겨야 된다는 뜻이 담겨있다. 삶에 대한 강한 의지를 표현하는 것까지는 좋으나 운다는 것을 지는 것과 동등한 기준으로 자리매김하는 것은 재고의 여지가 있다. 세상이 나에게 주는 어려움이나 누적되는 고단함은 바로 스트레스다. 필요할 때 울어서 속에 있는 스트레스를 풀어내고 다시 시작해도 될 텐데 남이 보지 않는 장소에서도 굳이 울지 않고 버텨서 스트레스를 몸 안에 품게 만드는 결과를 초래하기 때문이다. 우는 것은 나약함이며 패배의 절대적 기준이 될 수 없다. 그러하기에 쉽게 우는 것이 놀림의 대상이 되어서도 안 된다. 울음은 가장 원초적인 감정 표현의 방법이며 내 안에 쌓인 스트레스를 분출하는 방법이기도 하다. 그러나 여기서 주의해야 될 것이 있다. 우는 것이 특히 남자에게 해서는 안 되는 것이란 교육을 받으며 자라 왔기 때문에 다른 사람들 앞에서 우는 것 자체가 스트레스가 될 수 있다. 감정의

겸손한 스트레스 오만한 치유

표현도 좋지만 우는 것 자체가 스트레스가 되는 상황이라면 울지 않거나 자리를 피해서 스트레스를 만들지 않고 우는 방법이 있다. 울어서 속이 시원해지고 내 안의 억눌림이 해소될 수 있다면 울어서 풀어내는 것이 필요하지만 우는 것 자체가 부담이나 스트레스가 될 것 같으면 피하면 된다. 이 땅의 많은 남자들은 태어나서 세 가지 경우만 다른 사람 앞에서 울 수 있다고 교육받은 바 있다. 성인이 된 남자는 나라가 망했을 때, 임금이 돌아 가셨을 때, 그리고 부모가 돌아가셨을 때를 제외 하고는 울지 말아야 한다는 가르침이 그것이다. 요즈음 시대에 나라가 망할 일이 거의 없으니 한 번의 기회를 놓친 것이고 또 임금이 없는 세상이니 또 한 번의 기회를 놓쳐 울 수 있는 기회가 단 한 번에 불과하다.

물론 행간을 그대로 해석하면 그렇지만 함부로 울어서는 안 된다는 뜻일 것이다. 한 번은 개그 콘서트라는 방송의 콩트에서 울음과 관련하여 재미있는 장면을 본 기억이 있다. 외계에서 지구를 염탐하러 온 한 무리가 있었다. 그들 중 좀 못생기게 분장한 여자 개그맨이 지구를 염탐하고 와서 상관에게 염탐한 사실을 보고하고 있었다. 오늘 제가 지구에서 알아낸 사실은 "지구 남자들이 일생동안 세 번만 운다는 것입니다"라고 보고 하였다. 그러자 보고를 받은 상관이 재차 되물었다. "그 세 번이 언제냐?" 그러자 여성 개그맨이 대답했다. "한 번은 저를 처음 보았을 때 울었고요, 두 번째는 제가 사귀자고 하니까 울었고요, 세 번째는 내일 또 만나자고 하니까 울던데요". 우리 사회에 일반화 되어 있는 울음의 기준을 풍자한 이야기였다. 울음은 무조건 경계의 대상이 아니다. 성인이 되어서도 울음으로 문제를 해결하려는 것과 어려움에 봉착했을 때 문제 해결에 대한 의지박약에서 오는 울음만 경계하면 된다. 문제해결의 한 가지 방법이나 대책 없는 나약함에서 비롯된 울음이 아니고 자신의 감정이 시켜 울음이 나오는 상황이면 울어도 된다는 것을 강조하고 싶다. 감정에 충실한 순진한 삶이 스트레스가 나를 배신하지 않게 하는 쉬운 방법 중에 하나이기 때문이다.

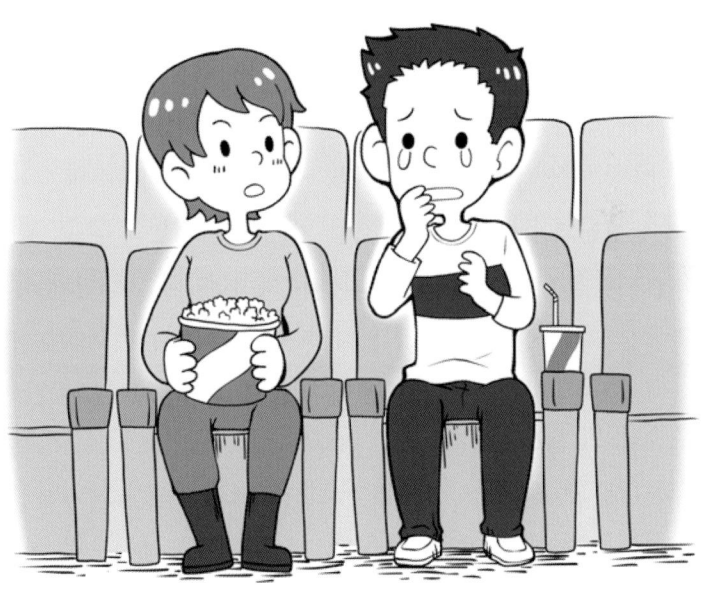

겸손한 스트레스 오만한 치유

몇 해 전 나는 가톨릭 사제 중 한 분의 거룩한 삶을 담은 영화 "울지 마 톤즈"라는 영화를 보며 신부님의 거룩한 삶에 감동하여 엄청 눈물을 흘린 경험이 있다. 아프리카 남수단의 작은 마을 톤즈에서 아버지이자 의사였고 선생님이며 건축가였으며 악대의 지휘자로 거룩하게 살다 돌아가신 이태석 신부님이 영정 속에서 환하게 웃고 있었다. 신부님 자신이 만들고 가르친 브라스 밴드의 연주와 그치지 않는 눈물의 배웅을 받으며 하느님 나라로 떠나는 장례식 장면이 지금도 아련하다. 수단 국민들은 남과 북으로 나뉘어져 오랜 기간 동안 내전에 고통 받아 왔고, 죽음의 문턱에 사는 그들의 고단한 삶은 분노와 증오로 가득 차 있었다. 목숨을 걸고 가족과 재산인 가축을 보호하며 살아가는 용맹한 이곳 남수단의 젊은이들에게 눈물은 가장 큰 수치라고 하였다. 어린 아이들 조차 무슨 일이 있어도 울지 않았다고 했다. 마취 없이 수술을 해도, 가족 중 누가 죽거나 크게 다쳐도 전혀 울지 않는 아이들 이야기는 너무 슬펐다. 그러나 그 아이들이 신부님의 생전 영상과 영정 앞에서 하염없이 울고 있었다. 몸 깊숙이 묻혀 있던 감정이 되돌아 온 것이다. 내 앞에 펼쳐진 장면에 따라 심장이 빨리 뛰었다 느리게 뛰었다 하며 가슴이 벅찼다가 차분해지는, 몸과 마음이 요동치는 살아있는 인간 본연의 모습으로 돌아온 것이다. 감정이 없이 사는 것은 우리의 뇌를 충분히 활용하지 않고 사는 것이며 충분함과 부족함을 못 느끼고 사는 것이다. 감정의 부재는 내 욕심의 끝을 알 수 없게 하고, 나보다 못 가진 다른 사람의 부족함을 보지 못하게 한다. 채움과 비움의 과정에 필요한 것이 풍부한 감성이다. 채움을 알아차리면 만족을 경험하고 비움을 알아차리면 겸손을 배우게 되어 삶이 풍요로워진다. 내 채움을 알아야 남에게도 채움이 필요함을 알게 되며, 내 비움을 알아야 남의 비움이 보이고 손을 내밀 수 있는 여유를 가지게 된다. 나의 채워진 것으로 남의 비워진 곳을 채워주는 것은 내 스트레스를 나누며 즐거움을 얻게 하고, 줌으로서 남을 즐겁게 할 뿐 아니라 내가 더 즐거워진다는 사실도 일깨워 준다. 이것이 즐거운 중독, 기부 중독이다. 즐거움이 충만한 감성은 반드시 기분 좋은 흥분을 동반하고 자율신경의 활성화로 나타나는 생리적 동조를 이끌어낸다. 자율신경의 활동 전체를 나타내는 자율신경의 출력(Total Power)은 어릴 때보다 나이가 들면서 작아지는 신체 활성 지표이며 심박변동률에서 얻어진다. 심박변동률은 자율신경인 교감신경과 부교감신경의 길항작용, 즉 밀고 당기기 때문에 만들어진다. 자율신경의 길항작용 지표인 심박변동률이 작아지면 심장병이 걸릴 확률이 높아지며 갑작스럽게 죽음에 이를 수 있다고 한다. 자율신경의 길항작용이 활성화 되었다는 것은 신체가 활동적이라는 것하고는 약간의 차이가 있다. 기쁜 일이 있으면 그 다음을 생각하지 않고 크게 웃으며 기뻐하고, 슬픔 일을 마주하거나 그런 장면을 보면 공감하고 슬퍼하면 된다. 어른이 되었다는 것은 감정표현을 자제하게 되었다는 것이 아니고 남의 감정을 잘 이해할 수 있다는 것이 되어야한다. 감정표현에 적극적이고 나를 적절히 나타내는 모습에 순진함이 매달려 있게 되고 그로 인해 어리게 보이는 것이다. 동안(童顔)이 되기 위해 화장품이 필요하고 마사지가 필요한 것이 아니라 어린이의 마음처럼 깨끗하고 순진한 마음을 유지하는 것이 동안의 비결이다. 어른이 되어서도 어린이와 같은 마음이 얼굴에 나타나고 손짓과 몸짓에 자연스럽게 배어 있을 때 진정 동안이 되고 어려보이는 것이다. 얼굴에 욕심이 가득하고 근심이 배어 있는 상태에서 아무리 비싼 화장품을 사용하고 세상에서 제일 좋은 마사지 크림 써도 동안을 가질 수 없다. 동요 작가로 오랜 세월 어린이와 함께 사신 분이나 사랑을 몸소 실천하며 해맑게 자주 웃어주는 성직자의 모습에서 진정한 동안을 만난다. 그 분들에게는 그 좋다는 수분크림도 보습제도 필요 없었을 터이다. 그런데도 텔레비전의 동안 콘테스트에서 우승한 사람보다 더 동안으로 느껴지는 것은 바로 어린이 같은 마음과 행동습관이다. 이런 마음과 생활습관은 스트레스가 우리를 배신할 수 없도록 늘 안아 주는 것과 같다.

한편 감격의 눈물도 있다. 올림픽이나 세계선수권 대회에서 금메달을 목에 건 선수들이 흘리는 감격의 눈물을 볼 때 가슴이 뭉클해진다. 비닐하우스 집에서 가난하게 자란 한국의 아들 양학선 선수가 기계체조 도마 종목에서 세계의 지존이 되어 금메달을 목에 걸고 당당하게 태극기를 흔드는 모습을 보며 축하하고 함께 흘리는 눈물에는 엔도르핀이 따라온다. 양학선 선수만 감격의 눈물을 흘리고 엔도르핀이 솟는 것이 아니라 그것을 보고 응원하는 우리들의 눈에도 눈물이 나고 엔도르핀이 솟는다. 특히 어려운 환경에서 일궈 낸 성과일 때 그 기쁨은 더욱 커진다. 나의 감격을 다른 사람과 공유하는 것은 기부행위이다. 우리 모두가 양학선 선수처럼 국민 모두를 감격시킬 수는 없지만 내 주변에 있는 한 두 명은 가끔 감동시킬 수 있을 것이다. 다른 사람에게 감동을 주는 것은 매우 어려워 보이고 또는 돈이 많이 드는 일처럼 느껴진다. 우리는 어느새 극장 하나를 통째로 빌려서 여자 친구를 감동시킨다든지 놀이공원을 통째로 빌려 조명을 하고 감동 이벤트를 하는 만화 같은 이야기에 익숙하기 때문일지 모르겠다. 각본에 의한 감동 이벤트에서 감동은 이벤트 기획자가 만든 것도 아니고 이벤트 자체가 만든 것이 아니라 돈이 만들어낸 것에 가깝다. 내가 감동시켜야 진짜지 돈이 감동시키는 것은 감동이 아니라 돈 자랑이다. 누구를 감동시키겠다는 생각도 중요한데 내 주변사람의 조그만 말과 행동에 감사하고 공감해 주는 것이 많이 필요한 세상이다. 특별한 사람들의 이벤트에 관심을 줄이고 내 옆에 있는 사람의 조그만 노력이라도 칭찬하고 감동하는 연습을 하자. 그것이 내가 사랑하는 사람들을 감동시키는 방법이 될 수 있다. 특히 아들과 딸의 기약 없는 약속에도 쉽게 감동을 잘하지만 감동할 일이 있음에도 부부 간에는 감동을 잘 안한다. 어느 날 초등학교 다니는 아들 녀석이 스케이트보드 사달라고 졸라서 큰 맘 먹고 하나 사주었더니 "엄마 내가 커서 세계일주 여행시켜 줄께"한다. "그래 우리 새끼 네가 최고야!"라며 감격한다. 결혼하기 전에 남편이 결혼 10주년에는 함께 유럽으로 여행을 가기로 약속을 했다. 그런데 10주년 결혼 기념일이 가까이 오자 남편이 지금은 형편이 안 좋으니 가까운 동남아로 가고 다음에 좀 더 저축해서 유럽에 가자한다. 집안 경제 사정을 잘 알고 있고 우리 형편에 동남아도 쉽지 않지만 화가 난다. 결혼 전 약속을 기억하고 어떻게든 약속을 지켜보려

하는 남편의 속내는 별로 신경 쓰이지 않는다. 이러지 말자. 아내가 해 주는 밥이 매일 내가 먹는 그냥 밥이 아니라 내 건강과 가족의 건강을 위해 아끼면서 최선을 다해 만들어 준 특별한 것이다. 참으로 고맙다. 직장에서 많이 바빠 피곤하고 쉬고 싶을 텐데 남편이 주말에 여행을 하자고 한다. 고맙다. 일상에서 고마운 일을 찾아 감사하며 감동하고 감정을 나누는 소박한 생활에 익숙해지는 우리에게 스트레스는 딴 짓을 절대 못한다.

> 울음은 패배를 인정하는 것이 아니고 나의 마음을 다스리는 방법이다.

04 건강한 삶을 위한 시간활용

나에게 주어진 시간의 배분이 나의 성공을 좌우한다는 주장에 많은 사람들이 동의한다. 사람들은 시간배분을 잘하여 나에게 주어진 시간을 생산적인 일에 잘 활용해야 내가 원하는 성과를 얻을 수 있고 내가 원하는 위치에 오를 수 있다는 메시지를 주고받는다. 시간 관리는 성공을 목표로 하는 경영학 책의 단골 메뉴이고 성공한 사람의 시간 관리를 따라 해보려 시도한다. 그러나 어려서부터 생활계획표를 세우고 거기에 맞추어 살려고 무지하게 노력해도 그것을 잘 지키지 못하는 것이 문제이고 우리 자신들을 질책하기 다반사다. 나의 몸과 마음이 시키는 생리적 조절을 무시한 채 성공했다고 하는 다른 사람들의 시간관리 모형을 무리하게 흉내 냈었기 때문에 일어난 일이다. 발명왕으로 익히 알고 있는 토마스 에디슨은 잠을 많이 자는 것은 죄악이라고 표현하였으며, 시몬스는 짧은 잠을 자는 에디슨을 위해 침대를 만들어 짧게 자더라도 수면의 질을 높여 주었다고 자랑하며 침대를 광고하고 있다. 에디슨은 잠을 줄여 세상사는 사람들의 편익을 위해 노력했다는 자랑을 하고 있으며, 시몬스는 잠이 매우 중요한 것인데 나는 중요한 잠을 최대의 효율로 자게 해줄 수 있다고 자랑하고 있다. 시간의 활용을 잘하기 위해서 수면을 무조건 희생해서는 안 된다는 메시지도 이끌어 낼 수 있는 대목이다.

나에게 주어진 시간 배분을 잘하여 내가 목표한 것을 정해진 시간 내에 성취하는 것을 시테크라고 한다. 시간의 배분과 내 삶의 목표가 어느 정도 타협이 되는 범위에서 정해져야 목표도 이룰 수 있고 스트레스를 키우지 않는다. 원래 몸에다 심어 놓은 생리적 리듬은 시간을 바탕에 깔고 있기 때문에 생리적 리듬이 무시된 상태에서 시간의 활용은 불가능하다. 수면과 각성의 주기적 리듬은 오랫동안 생명을 유지하는 데 근본이 되는 리듬이라 했는데 오래 사는 것에 삶의 목표가 있다면 몸과 마음이 시키는 리듬을 충실히 쫓아 살아가면 된다. 지독한 경쟁 사회에 살고 있는 많은 사람들에게도 오래 사는 것은 매우 중요한 문제이다. 하지만 빠른 성취를 이루고 남들보다 한 단계라도 우위에 서는 것이 목표이기에 어느 정도 오래 살기 위한 생리적 리듬을 일정기간 희생시키는 것에 주저하지 않는다. 생리적 리듬을 거스르는 희생은 스트레스의 누적과 건강의 적신호와 마주하고 있다. 생리적 리듬의 일시적 희생은 빠른 회복을 전제로 할 때 기대한 인생의 여정을 보장 받을 수 있다. 어떤 삶의 목표를 세우고 목표에 도달하기 위해 기간을 설정하고 매진하는 삶이 인생을 성공적으로 경영하는 것이라면 인생의 목표에 동반자가 되어야하는 건강을 위해서 시간의 배분과 관리는 하루에서부터 시작해야 한다. 아무리 아침형 인간이 성공의 열쇠라 해도 내 몸이 안 따라가면 지속하기 힘든 것처럼 몸을 적응시키는 과정이 필요하다. 하루의 시작과 끝 그리고 수면에 이르는 시간의 배분과 그 리듬을 유지하는 삶이 인생이라는 긴 여정에 도움을 줄 것이다.

우선 일어나는 시간이 개인마다 차이가 있는데 개인의 일과는 꼭 일어나야 하는 시간의 범위 내에서 잠을 깬 이후에 가장 빠른 시간 내에 침대에서 밖으로 나와 시작한다. 반드시 일어나야 하는 시각이 있다면 알람의 도움을 받아 일어나더라도 가장 빠른 시간 내에 밖으로 나오고 각성을 올리는 행동이 필요하다. 눈을 크게 떠서 빛을 받고 신선한 바람으로 몸의 감각을 깨운다. 가벼운 운동은 더할 나위 없이 좋다. 그리고 아침식사를 인스턴트가 아닌 정규식사로 하고 이후 일과를 시작해야한다. 이 시간이 바쁜 아침 일정을 방해하는 것처럼 보여도 뇌의 활성을 높이고 집중도를 잃지 않게 하여 낮에 활용하는 시간동안 업무에 몰입하게 만들어 효율을 높인다. 아침에 하는 가벼운 운동이 절대적 시간에서 손해 보는 것 같아도 각성을 높여 실질적 시간을 벌어주는 중요한 역할을 한다. 업무의 중간에는 정기적으로 스트레칭이나 가벼운 움직임으로 혈류가 충분히 순환할 수 있도록 한다. 이 또한 나의 일에 시간을 추가로 확보해 주는 일이 된다. 하루에 주어진 시간이 충분하지 않고 해야 할 일이 밀려 있으면 운동을 하려고 해도 여의치가 않은 것이 현실이다. 별도의 시간을 만들어 운동하기가 수월하지 않다면 점심시간을 활용한다. 점심 역시 인스턴트 보다는 가정식 식사와 같이 가능하면 다양한 영양분을 섭취할 수 있는 식사를 하는데, 선호하는 메뉴와 식당을 몇 군데를 정해 놓고 업무를 하는 일터에서 20분 정도 걸을 수 있는 장소면 금상첨화이다. 오고 가는 길에 합쳐서 30분 정도의 햇볕을 받으며 걷는 것이 비타민 D의 합성과 일일 운동으로 대체될 수 있다. 저녁시간의 활용은 아침에 정해진 시간에 일어나는 습관에 방해되지 않는 범위까지가 적당하다. 시간을 연장하여 활용하더라도 다음 날 아침에 평소와 같이 일어날 수 없고 일어나도 일어난 것이 아니고 눈은 떴으나 머리에 안개가 낀 것과 같이 집중할 수 없는 상태가 된다면 저녁 시간의 활용은 의미가 없고 생활의 리듬을 망치고 건강을 해치는 결과를 초래 할 것이다. 또 하나 실질적 시간활용에서 중요한 것이 잠을 자기로 마음먹은 시각부터 잠들기까지의 시간 간격을 줄이는 노력이고 깊은 잠을 자기위한 노력이다. 이 시간을 줄이고 질이 좋은 잠을 자기 위한 노력이 실질적으로 시간을 확보하는 방법이 된다. 앞 절에서 설명된 바와 같이 빨리 잠들기 위한 행동패턴과 환경을 유지하는 것이다. 몇 시부터 몇 시까지는 무엇을 하고 얼마만큼의 시간을 사용해야 성공을 할 수 있다는 것이 아니고 내 몸과 마음이 알려주는 나의 생체리듬을 이해하고 리듬에 반하지 않으면서 내가 집중하여 무엇을 할 수 있는 실질적 시간을 확보하는 것이 생리적 입장에서 본 시간관리 이며 몸과 마음에 스트레스를 키우지 않는 방법이라는 것이다.

삶의 목표가 거창하지 않더라도 건강하게 하루하루 충실하게 살아가려는 사람들에게도 시간의 적절한 관리는 건강유지를 위해 필수이다. 건강을 위한 시간 배분에 있어 기본이 되는 것이 몸을 사용하는 시간과 머리를 사용하는 시간을 적절히 나누어 가지는 것이다. 학교와 학원에서 강의를 받으며 시험의 굴레에서 벗어나지 못한 수험생들이나 직장에서 하는 일이 주로 서류작업이고, 컴퓨터와의 사투를 벌이는 사람이라면 자신의 시간 중 대

제4장. 철이 들수록 쉽지 않은 스트레스 끌어안기

부분을 뇌를 사용하는데 시간을 할애하고 몸을 사용하는 것에는 시간의 배분이 거의 불가능할 것이다. 반대로 근로 현장에서 일을 하거나 운동이 직업인 사람들은 몸을 사용하는데 대부분의 시간을 사용하며 머리를 사용하는데 시간 배분이 적어질 수밖에 없다. 그러나 뇌와 신체를 균형 있게 사용하지 않으면 몸과 마음의 조화가 흐트러지고 이러한 상태가 장기간 이어지면 결국 건강을 잃게 된다. 특히 사무실이나 학교 등 실내에서 장시간 신체의 제한된 움직임을 유지한 채 정신활동 위주의 일을 하는 사람들은 주기적으로 신체를 움직이고 시간을 배분하여 운동의 시간을 가져야 한다. 학생들은 체육시간을 충분히 활용하고 주말에는 친구들과 어울려 축구나 농구, 야구 등으로 몸과 관절 운동해야 균형 있는 성장이 보장되고 성인이 되어서도 혈액순환 등 신체의 활성을 얻는 기초체력을 갖추게 되는 것이다. 오랜 시간 책상에 앉아 있다고 해서 일의 성과가 좋아지는 것이 아니라 집중력을 가지고 일을 해야 성과를 얻는다는 것을 알아야 한다. 대학입시나 국가에서 실시하는 시험에서 수석을 하거나 좋은 성적을 받았던 사람들의 인터뷰에서 단골처럼 등장하는 말이 있다. "학원에 가지 않았으며 학교 공부에 충실했고요. 공부하는 것이 즐거웠어요."라는 표현이다. 그들이 솔직한 답변인지 아니면 방송용 답변인지에 관계없이 일반 사람들은 믿을 수 없다는 반응이 대부분이다. 그러나 필자는 믿는 편이다. 왜냐하면 그들이 연장된 시간동안 잠을 멀리하고 책상에 앉아 공부를 하지 않았지만 시간 배분을 잘해서 집중하며 효율적으로 공부한 결과로 믿고 싶은 것이다. 앞서 설명했듯이 오랫동안 앉아서 수

많은 암기거리를 뇌로 보냈다고 해서 다 외워지고 공부가 되는 것이 아니기 때문이다. 새로 들어간 지식이 예전의 것과 비교되어 정리되고 장기기억으로 넘어가 시험시간 내에 인출이 가능한 장소에 저장되는 것은 입력된 정보의 양과 항상 비례하는 것이 아니다. 정보의 양이 많아지면 뇌가 더 이상은 처리할 수 없는 포화상태에 이르게 되기 때문에 포화되기 전에 끝내고 쉬면서 뇌를 정리하고 다시 입력을 받을 준비를 하는 것이 효율적이다. 장시간 앉아서 입력을 해도 입력의 속도가 늦어 시간이 걸리든 아니면 뇌가 포화되어 있는 상태에서 입력은 많이 시켰으나 저장을 보장 받지 못하였든 모두 시험을 위한 자산이 되지 못한다. 무리한 시간배분에 의한 피로와 스트레스 누적은 그 다음의 입력과 저장에도 부정적 역할을 하기 때문에 비효율적일 수밖에 없다. 일반적으로 사람들은 시험결과에 대한 두려움으로 저장 효율과 관계없이 많은 양의 입력이 공부인 줄 알고 있으며 나의 경험이 다른 사람을 판단하는 기준이 되기에 잠을 자면서 공부했다는 사람들을 믿으려하지 않는다.

일반 사무직도 육체 활동이 필요한 것은 마찬가지이다. 남자들은 육체적 활동이 유지되어야 남성 호르몬이 필요한 수준을 유지 하는데 성생활에서의 활력도 이와 무관하지 않다. 특히 남성은 근육에 최대 출력을 필요로 하는 정도의 부하가 되는 운동을 할 때 남성호르몬 분비를 활발히 한다고 한다. 남성 갱년기는 육체 활동이 많았던 이전의 생활에서는 나타나지 않던 것이지만 현대사회에서 문제가 되는 것은 현대 생활에서 특히 남자들이 책상에 앉아서 서류 작업만을 할 뿐 아니라 출퇴근 할 때에도 자동차만을 이용하는 남성의 육체활동 감소와 유관하다는 것이다. 육체활동을 위주로 하는 직업군도 작업장이 실내라면 비타민 D의 결핍을 방지하기 위해 실외 활동을 병행하는 것이 바람직하다. 또한 뇌를 활용하는 것에 시간을 배분하여 뇌 활동을 병행할 것을 권고한다. 책을 읽거나 새로운 것을 배우는 과정을 통해 뇌가 창조적 무엇인가를 창출하거나 저장된 지식을 인출하고 새로운 정보로 업데이트하여 새로운 저장을 만들도록 기회를 가지는 것은 뇌 기능의 퇴행을 막고 건강한 노년을 맞이하는데 도움이 된다는 것을 명심해야 하겠다. 신문을 읽더라도 이슈가 되는 자극적인 기사나 선정적인 기사에 한정하여 집중하는 것은 인스턴트 음식만 고집하는 것과 같다. 분석 기사나 다른 사람들의 의견을 읽어 보고 자신의 평소생각과 무엇이 다르며 내 생각에 편중된 것은 없는지 따져 보는 것도 뇌 활동을 자극하는 좋은 방법이 된다. 우리에게 부여된 시간은 건강유지를 위해 우선적으로 할당하고, 또한 사고를 풍요롭게 만드는 활동에 일정부분 배분하는 것이 치유력을 키우는 방법이다.

모든 사람이 다 목표 지향적으로 사는 것은 아니다. 삶의 여유를 가지고 하루하루를 즐기면서 살아가는 사람들도 많다. 여유를 가지고 사는 분들도 스트레스를 멀리하고 건강한 삶을 유지하기 위해서는 하루의 시간 활용을 잘해야 한다. 위에서 설명한 것처럼 실질적 시간을 늘려서 사는 방법을 따라가되 나를 위해 할당된 시간을 나의 일과 성취에만 사용하지 않고 보람되고 내면의 충만함을 위해 시간을 나누면 된다. 에디슨이나 철의 여인이라고 불린 영국의 대처 수상이 말한 것처럼 잠을 자는데 시간을 쓰는 것이 죄악이 아니라 나에게 주어진 시간을 허비하는 것이 죄악이라는 것이다. 나에게 주어진 시간은 나 혼자 사용하라고 조물주가 주신 것이 아니라 남을 위해 나누기도 하라고 주신 것이라는 생각도 중요한 삶의 지표가 될 수 있다. 필자가 그런 조언을 나누기에 초라하기 그지없으나 남을 위해 자신의 온전한 시간을 모두 바치신 분들은 얼마든지 있다. 세대를 넘어 우리 온 국민의 존경을 받는 이순신 장군이나 일제 강점기 우리나라의 독립을 위해 자신의 시간을 모두 사용하신 독립투사들의 삶은 그 분들 개개인 업적을 떠나 시간의 배분만을 본다면 나보다는 나라와 겨레를 위해 자신들의 시간을 모두 사용한 사례인 것이다. 앞의 장에서 잠깐 언급한 아프리카 남수단에서 하느님의 사랑을 실천하는데 자신의 모든 시간을 내어 놓은 이태석 신부님 같은 분들도 있다. 이렇듯 시간을 관리하는데 있어 나의 신체 건강은 물론 정신건강을 위해 시간을 얼마든지 나누어 활용할 수 있다. 시간을 나누는 삶에 지향을 가지는 것은 내 스트레스를 적당히 유지하며 다른 사람의 스트레스도 나누어 가지는 기분 좋은 일이 된다는 것이다. 시간의 관리는 물질과 명예에서의 성공을 위한 내 삶의 경영에 필요한 것이 아니고 내 삶의 풍요를 위해 필요한 것이다.

05 아픈 마음 노출하기

우리의 유교적 전통은 나라에 충성하고 부모에게 효도하며 예(禮)를 중시하는 참으로 좋은 삶의 지침을 만들어 주었지만 우리 자신을 솔직하게 표현하지 못하게 억누르는 때론 바람직하지 못한 습관을 만들어 내기도 했다. 자신의 감정을 잘 표현도 안 하면서 다른 사람에게는 나의 마음을 알아주지 않는다고 불평이나 불만을 가지고 산다. 예전의 어른들은 요즈음의 우리들보다 더 심했다. "어험"하면 끝이다. 잘했다는 것인지, 잘못했다는 것인지, 그래도 되는데 자주는 하지 말라는 것인지 도무지 알 수가 없다. 남이 미리 알아주기를 기다리지 않고 원하는 것이 있거나 이렇게 해주기를 바라는 것이 있으면 솔직히 말하는 습관을 가지는 것은 관계를 많이 맺고 사는 요즈음 사회에서 꼭 필요한 것 중 하나이다. 인간에게는 일반적으로 타인의 말을 듣는 것보다는 자기가 주도적으로 말하는 것을 좋아하는 경향이 있으나, 상호 교감하고 공감하는 것이 즐거운 경험이라는 것도 알고 있다. 학습된 즐거운 경험을 바탕으로 판단할 때 공유할 수 있는 즐거움은 공유하면 즐거움이 더욱 커진다. 나와 타인에게 부정적 감정을 유발하거나 비밀을 가지기에 불편한 경험들도 몸과 마음에 담고 있기 보다는 표출하는 것이 자연스러움이다. 즐거움을 공유할 수 있는 내용을 공유하지 못하고, 부정적 감정을 고백하지 못하고 억제하는 것은 부정적 스트레스를 유도하는 일이다. 감정의 노출 본능을 억제하는 것은 단기적으로 필요한 생리적 반응을 제한하는 것이고 길게는 건강에 적신호를 만드는 것이다. 그러나 사회적 규범에서 얻은 경험과 고백할 경우 나에게 돌아 올 부정적 평가나 시선이 부담되어 자신들이 경험한 부정적 사건에 대한 비밀을 간직하고 살면서 그로 인해 평소 스트레스 수준이 높은 사람들이 많이 있다. 특히 어린 시절 성적 학대나 어른들의 폭력에 심리적 외상을 지닌 사람들 중 상당수가 타인에게 자신들의 부정적 경험과 감정을 말하지 못하고 비밀을 간직하고 살아갈 뿐 아니라 어려서의 경험이기 때문에 그 고통의 기간도 계속해서 연장된다는 것이 가슴 아픈 일이다. 어렸을 때의 정신적 외상에 대해 가족에게조차 말을 하지 못하고 아주 가까운 친구도 만드는 것이 쉽지 않아 혼자서 간직 한다. 이들 중에는 반복되는 회상을 회피하지 못해 정신적으로는 높은 수준의 불안이나 우울증을 가지게 되고, 수면장애, 소화불량, 편두통, 독감 등 신체 건강에도 문제가 생기기 쉬운 약한 존재가 되어 있는 경우가 많다. 또한 정신적 외상은 시간이 지날수록 분노와 적개심을 키우고 수위가 높아진 정서적 스트레스는 더 큰 질병의 형태로 옮겨갈 수 있다. 많은 연구에서 분노와 적개심은 심혈관질환이나 당뇨병 등 난치병의 발병률을 높이며, 병 발생시 예후도 훨씬 나쁘다는 것이 밝혀졌다.

필자는 몇 해 전 미국 텍사스 대학의 제임스 페너베이커 교수가 발표한 '정서적 자기노출과 건강'이란 주제의 워크숍에 참석했다. 페네베이커 교수는 발표에서 갑작스런 실업이나 가족의 사망, 성폭행 같은 극심한 정신적 충격은 우울증, 외상 후 스트레스장애 같은 정신적 질환뿐 아니라 여러 가지 감염성 질환과 심혈관질환에 취약하게 하는데, 이때 자신이 받은 정신적 충격이나 분노를 다른 사람들 특히 상담자에게 말하지 않고도 글로 표출하여 몸 밖으로 내보내는 노출훈련을 통해 어느 정도 해소 할 수 있다고 주장하였다. 페네베이커 교수는 텍사스 대학에 다니는 학생들을 대상으로 실시한 자기 노출훈련을 소개했다. 어렸을 적에 심한 정신적 외상을 경험한 학생들은 그렇지 않은 비교 집단의 학생들보다 학교의 보건의료센터를 찾는 빈도가 높았다고 한다. 교수는 정신적 외상으로 몸과 마음에 병이 생긴 피험자들을 두 집단으로 나누었다. 한 집단은 자기노출훈련의 일환으로 5일 동안 매일 15~30분씩 자신의 부정적 정서와 분노에 대하여 글로 표현하도록 한 다음 누구의 간섭 없이 본인 스스로 폐기하게 하는 자기노출훈련을 시행하였고, 통제집단인 자기노출훈련을 하지 않은 집단과 비교하며 그 이 후의 변화를 관찰하였다. 자기노출을 한 집단은 훈련을 하지 않은 통제집단과 다르게 이후 6개월간 학교 보건의료센터를 찾는 빈도가 반으로 줄었으며, 취업을 3배 정도 많이 했고, 부정적 정서를 나타내는 단어 문장검사에서도 부정적 단어나 문장의 사용이 감소하였다. 또한 혈액 검사 결과 자기노출훈련을 수행한 학생들의 면역세포의 수도 정상수준으로 증가해 있었다고 페너베이커 교수는 밝혔다. 부정적 경험을 글을 쓴 직후엔 사건의 회상에서 오는 더 큰 슬픔을 경험할 수도 있지만 이런 슬픔은 통상 한 시간, 길어야 하루 정도 만에 없어지고 대부분의 피험자들은 6개월의 시간이 지난 후 실시한 사후검사에서도 정서적 안도감과 삶에서의 만족감이 향상된 것으로 나타났다.

155

겸손한 스트레스 오만한 치유

우리나라 초등학교 교과서에 나오는 '임금님 귀는 당나귀 귀'라는 전래동화는 자기 노출훈련과 유사한 사례이다. 우리는 이 전래동화에서 조상들의 해학적인 일상을 느끼는데 그칠 수 있지만 그 안에는 큰 교훈이 담겨 있다. 비밀을 내면에 간직하는 것은 견딜 수 없는 정신적 부담이며 그것으로부터의 해방이 얼마나 큰 기쁨인지를 알려준다. 중요한 교훈이 아닐 수 없다. 타인이 알까봐 두려운 사실을 간직하고 있다면 그것이 자라나서 나에게 2차, 3차의 피해가 되지 않도록 적절히 노출하는 것이 필요하다. 필요하다면 전문가의 도움을 청해서라도 해소해야 한다. 전문가를 찾는 것조차 또 다른 스트레스를 야기할 것 같고 용기가 나지 않는다면 자기노출을 하는 훈련을 스스로 해보는 것도 좋을 듯싶다. 자기노출훈련은 뱉어 내고 싶은 것을 독립적 공간에서 분출하거나 혼자 글로 써보고 다시 찢어 버리는 과정을 통해 자신의 내면을 노출하고 부정적 정서를 분출하여 부정적 정서가 분노나 적개심으로 커가는 것을 차단한다. 이렇게 만들어진 마음의 공간은 생활에서 수시로 닥쳐오는 충격을 완충하는데 활용될 수 있다. 대부분의 정신의학과 의사들이나 심리 치료사들은 자기노출이 부정적 정서를 단순히 표현하는데 그치지 않고 정신적 외상 경험의 원인과 결과에 대해 이해하는 것에 가치가 있다고 믿는다. 글로 표현하는 과정을 통해 자신이 경험한 외상에 대한 통찰을 얻고 자신에 대해 더 많은 것을 알게 되었을 때 정서적 노출의 효과를 더 크게 경험한다. 텍사스 대학의 페네베이커 교수는 정신적 외상을 치료함에 있어 고백과 노출의 방법을 전문가나 타인에게 말해서 도움을 받는 형태에 국한하지 않고,

혼자서 하는 글쓰기를 통해서도 자신을 통찰할 수 있으며, 부정적 정서의 배출이 가능함을 우리에게 알려주고 있다. 다만 단순하게 쓰는 것만으로 치료 효과를 기대하기는 어려우며 쓰기를 통해 자신이 처한 객관적 상황과 감정을 이해하는 것이 정서적 수용력과 건강 개선에 도움이 될 것이란 예측이다. 물론 아주 큰 상처가 아니더라도 일상에서 경험하는 부정적 사건에서 오는 감정이 있을 때 자주자주 몸과 마음에서 분출해버리는 연습을 통해 스트레스가 몸과 마음에서 내가 통제할 수 없을 정도로 커가는 것을 막아야 한다.

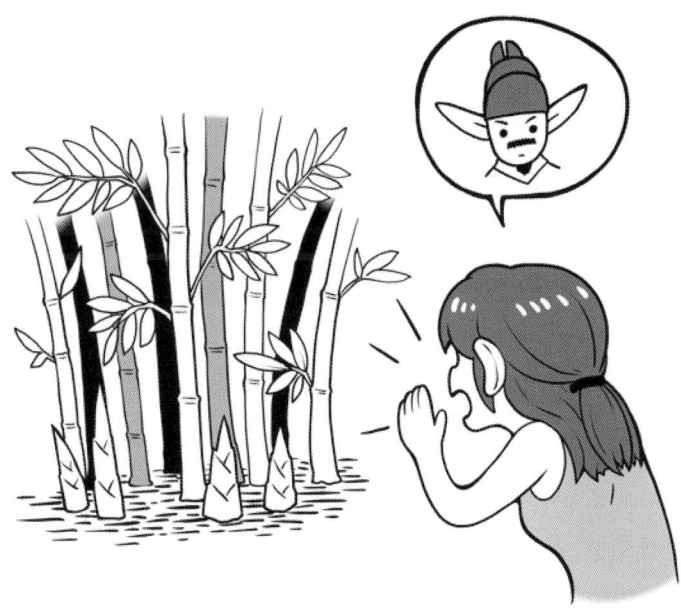

한편 상담자는 내담자의 정신 상태나 현재의 곤란함을 만들어 낸 원인을 알아야만 상담이 가능하다는 생각에서 한 발 짝 물러 설 줄도 알아야한다. 물론 내담자가 불편해하고 아픈 이유를 정확히 알게 되면 답을 찾기가 쉬워지고 그 효과도 보장받는 길이 될 수 있다. 그러나 가끔은 자신의 속내를 다 털어 놓지 못하는 내담자나 자신의 문제가 무엇인지 인지를 못하는 내담자도 만날 수 있으며 그럴 때 대답을 강요하거나 취조하듯이 하지 말아야 한다. 내담자가 고백하기 싫어하면 본인 스스로 털어 낼 수 있도록 도와주되 객관적으로 자신을 평가 할 수 있는 방법을 조언하여 내담자가 자기 자신에 대한 이해와 통찰이 가능하도록 도와주는 것이 우선이다.

부정적 경험을 노출할 수 없어 숨겨 놓은 억제된 비밀과 내가 다른 사람과 차별하기 위해 간직하고 있는 비밀하고는 구분해야 되겠다. 어린 아이에게 비밀이 생긴다는 것은 성장을 하고 있다는 증거이기도 하다. 애기 때는 엄마에게 의존할 수밖에 없는 생활을 영위하기 때문에 숨길 수도 없고 특히 엄마에게는 모든 것을 털어 놓는다. 그러다가 어느 순간 엄마에게 조차 숨길 일이 생겨나기 시작하고 커가면서 비밀의 가지 수가 늘어난다. "비밀"이라는 책에서 정신의학자인 폴 투루니에는 어린이에게 비밀이 생기고 그것이 늘어난 다는 것은 어린 아이가 이제 한 인격체로서 독립을 준비하는 과정에 접어들었음을 의미한다고 주장하였다. 어린 딸이나 아들을 둔 엄마들은 대부분 나의 아이에 대해서는 내가 모르는 것이 없다고 생각한다. 모르는 것은

제4장. 철이 들수록 쉽지 않은 스트레스 끌어안기

말이 안 된다고 생각하는 것이 맞을 것 같다. 그리고 혹시라도 내 아이가 나 몰래 무엇을 하거나 감추는 것을 느끼면 무척이나 섭섭하다. 심지어 비밀이 무엇이냐고 묻는 아이에게 비밀은 너만이 간직한 어떤 것으로 남에게 말해선 안 된다고 이야기 해주고 "엄마에게는 말해도 괜찮아 엄마는 네 비밀을 지켜주고 아빠에게도 비밀로 해줄게"라고 말을 한다. 아들, 딸과 나 사이에 아무런 비밀도 없고 어떤 허물도 덮어 주는 아주 친밀한 관계를 형성한 것만이 좋은 엄마로 생각하는 오류가 만든 결과이다. 엄마는 친밀감의 표시로 아무런 생각 없이 내 아이의 하루 일과를 꼬치꼬치 캐묻는 데 아이는 시큰둥하며 대답을 꺼리거나 대충 대답하는 경우가 있다. 이때 엄마가 계속 정확한 답을 요구하면 어린 아이들은 굳이 말하지 않아도 되겠다는 생각을 하고 거짓말을 할 수도 있다. 이것은 자연적인 성장 과정에서 경험하는 현상이고 한 인격체가 자신만의 영역을 구축해가는 과정에 있다는 것을 나타낸다. 나는 부모로서 우리 아이의 모든 것을 알아야 된다고 생각하고 "너 오늘 왜 그래, 뭐 감추는 것 있어?"라고 채근하며 조바심 내는 것이 자신도 모르는 사이에 우리 아이가 자신만의 영역을 가지기 시작하며 만들어 낸 비밀을 지켜주지 못하고 자아 형성을 방해하고 있다는 것을 알아야한다. 이렇게 부모에게 절대적으로 의존하던 시기에서 차츰 혼자서 할 수 있는 시기에 도달한 아동기부터 가지게 되는 자신만의 비밀은 지켜주어야 할 영역이다. 어린 아이가 하찮은 일이라도 혼자서 할 수 있는 시기가 되었는데도 모든 것을 부모와 공유하고 있다고 믿는 것은 착각이며, 설령 그렇다면 둘이 아닌 하나라는 뜻이 되고 우리 아이가 독립된 한 인격체임을 부정하는 것이 될 수 있다. 그 비밀 영역의 크기와 담고 있는 내용은 독립적인 한 인격체를 나타내는 것으로 다른 인격체와 구분 짓게 하는 척도라는 것도 염두에 두자.

> 나쁜 기억은 발산해야 잊어질 수 있다.

에듀컨텐츠·휴피아
CH Educontents·Huepia

제5장. 스트레스와 치유의 동침

스트레스는 평소 나의 몸과 마음의 균형을 깨는 것이며 치유는 깨어진 균형을 다시 설정하는 것이다. 스트레스도 잘 관리하면 현재의 균형을 새로운 균형으로 이동하여 치유가 될 수 있고, 치유라 해도 잘못된 과정으로 가면 새로운 불균형에 빠질 수도 있다. 여기서는 스트레스와 치유의 경계에 있는 사례들을 짚어본다.

01 숲에서 스트레스와 치유의 밀고 당기기

물질 만능의 세상에서 물질을 축적하는 생활은 그 자체로 욕심을 쌓아가는 과정이며 과하게 물질에 집착하는 과정에는 스트레스가 따라온다. 더 많이 차지하기 위한 처절한 경쟁에서 내가 차지한 것이 많을수록 동반된 스트레스의 양도 커지고 나의 몸과 마음은 욕심과 스트레스로 가득하게 된다. 나도 모르는 사이 욕심과 스트레스는 내 몸과 마음을 상하게 하는 독이 된다. 그래도 내 안에 조그만 여유 공간이 있어 주변을 돌아보고 남을 배려할 수 있으면 독이 빠져 나올 기회를 만든다. 그러나 여유 공간이 없이 욕심과 스트레스로 채워진 몸은 가벼운 외부 충격도 쉽게 완화하지 못하고 부서질 수 있는 약한 존재가 된다. 내 안에 쌓인 욕심과 나쁜 스트레스와 같은 독을 뽑아낼 기회를 가지기 위해 일부 사람들은 숲을 찾고 자연과 동화 되려고 한다. 숲에서 얻어지는 치유력은 마음에 여유 공간을 만들어 외부의 충격과 내부의 저항을 완충할 능력을 복원시킨다. 자연에 가서조차 욕심을 버리지 못한다면 치유 효과는 기대하기 힘들다. 자연치유과정은 바로 내가 자연에 동화되어 자연의 일부가 되는 과정을 통해 내 몸에서 욕심과 스트레스를 내 보내는 과정이다. 갑갑할 정도로 꽉 차여 있던 욕심을 버려 정돈된 마음을 가지면 호흡이 느려지고 깊어진다. 혈액은 온 몸의 곳곳을 돌고 백혈구는 활성화 되어 나의 건강을 해치는 독과 세균을 차례로 배제하여 고유의 치유력을 복원한다. 자연치유과정을 통해 생성된 수용의 공간과 복원된 치유력을 가지고 다시 사람들과 함께 어울려 사는 일상으로 되돌아온다. 물론 다시 수용의 공간이 부족해질 수 있으며 그 때는 경험이 있으니 끝까지 견디지 않고 미리 치유의 과정을 반복하면 된다. 스스로 반복하는 치유과정을 통해서 나를 비웠는데 왠지 더 가진듯한 느낌, 허탈함이 아니라 충만한 느낌, 그리고 몸과 마음이 정화되고 깨끗해지는 느낌을 키워가는 것이 진정한 치유의 과정이다.

치유, 특히 자연에서의 치유는 자연과 하나가 되는 과정을 배우는 것이다. 자연과 하나가 된다는 의미는 무엇일까? 자연에 있는 동물과 식물들은 인간과 다르게 지나친 욕심 없이 살아간다. 자연에서의 치유는 동물과 식물들의 삶을 있는 그대로를 배우고 그들과 동화되어 살아가는 방법을 배우는 것에서 시작한다. 과하지 않게 숨을 쉬고 과하지 않게 먹으며 과하지 않게 배설해서 자연의 순환과정에 동참하는 것이 내가 그 속에서 사는 다른 동물, 식물과 같이 자연의 일부가 되는 것이다. 자연에 산다고 해서 내가 좋아 하는 것만 모아놓고 과하게 먹거나, 내 몸에 좋다는 것만 찾아 헤매는 과정은 자연에서 치유력을 얻는 것이 아니다. 그것은 세속에서 누적해 온 스트레스 과정에 더해지는 또 하나의 스트레스 과정에 불과하다.

자연의 일부가 되어 자연을 바라다보면 자연은 내 것도 아니고 네 것도 아니라 모두의 것이 되며 남들보다 더 많이 가져야겠다는 생각이 들지 않기 때문에 더 신선하게 느껴진다. 그거면 된다. 그것이 바로 치유이고 그래서 치유를 치료와 혼동해서는 안 된다. 치료의 과정에는 어찌 보면 욕심의 과정이 들어있다. 내가 어떤 특정한 질병을 갖고 있을 때 남들보다 좋은 시설에서 좋은 의료진한테 치료를 받아야 된다고 생각하는 것은 또 하나의 욕심이다. 그러니 그 병을 고친 다해도 그것에는 자연치료와는 다르게 마음에 부담이 자리한다. 스트레스가 관여하게 된다는 얘기다. 치유는 어떤 질병을 고치는 과정이 아니라 나를 비우고 내가 또 다른 것을 수용하거나 일할 수 있도록 나한테 여유와 휴식을 만들어 주는 과정으로 이해될 때 효과적이다. 치유의 과정을 과장하지도 말자. 치유의 과정은 병을 고치는 과정이 아니라 나 자신을 비우는 과정이고 그를 통해 내가 원래 소홀히 다루거나 방치했던 고유의 치유력, 완충력, 수용력을 복원해서 질병, 통증, 마음의 괴로움, 외로움, 불안 등의 나쁜 놈들과 싸워 이길 수 있는 자신감을 회복하는 과정이란 사실에 집중하자.

자연에도 경쟁은 있다. 자연에 존재하는 나무 또는 동물 간에 경쟁이 있다. 어떤 나무는 더 햇볕을 보기위해서 느리지만 햇빛이 잘 드는 공간을 차지하려고 애쓰고 햇빛이 잘 드는 쪽으로 잎사귀를 펼친다. 그 나무사이로 내려오는 그 작은 빛에도 그 빛을 이용해 살아가는 식물들이 그 빛을 향해 경쟁한다. 거기까지다. 물론 동물들도 경쟁한다. 수컷들은 암컷들을 차지해서 자기 새끼를 낳으려고 심한 경쟁을 한다, 그것이 자연이다. 그것이 바로 우수한 자손을 만드는 과정이기도 하고 건강한 숲을 만드는 과정이기도 하다. 그 안에 다양함도 존재한다. 그러나 거기에서 지나침은 없다. 한 나무가 숲 전체를 차지하지도 않고 한 가지의 풀이 숲 전체를 차지하지도 않으며 한 동물이 어떤 땅의 일부를 차지하지도 않는다. 거기까지다. 경쟁이 없는 사회는 발전이 없다. 자연에도 거기까지는 경쟁이 있다. 무한 경쟁 사회라고 하지만 사람들 간에 경쟁하는 수준에도 한계가 있어야 한다. 긴장을 늦추지 않고 살아가면서 내 가족을 부양해야 한다. 최소한의 먹을 것을 얻을 수 있어야하며 입어야하고 또 재울공간을 마련해야한다. 거기까지 경쟁을 하면 참 좋을 텐데 남의 것조차 탐하는 것이 문제다. 함께 사는 사회 또는 공동체란 말이 무색하게 나와 내 가족이 아니면 기본적인 먹는 것, 입는 것, 자는 것 것조차 빼앗으려하고 내 것만 챙기는 인간생활이 문제다. 그 과정에서 뺏는 자도 빼앗기는 자도 스트레스를 받는다. 자연에서 동물과 식물들은 지나치지 않은 경쟁으로 각각 우생종을 남기고, 생물 상호간 다양성과 환경을 보존하여 생태계를 지속 가능한 상태로 남겨둔다. 공동체의 소수가 많은 것을 가지려는 지나친 경쟁이나 불공정한 경쟁이 난무하는 인간사회는 건강하지 못하고 지속성을 보장 받지 못한 사회가 될 수밖에 없다. 건강하지 못한 사회에서는 많이 얻는 사람이든 잃는 사람이든 비교 우위를 차지하기 위한 조바심과 상대적 박탈감으로 인해 늘 스트레스에 시달리게 되어 있다. 그래서 현대사회에서 사는 사람들은 생활 자체가 스트레스일 수 있고 그것이 누적되어 몸과 마음의 건강과 삶의 질을 해친다. 자연의 식물이나 동물이 하는 경쟁에 필요한 긴장과 경쟁에서 오는 약한 스트레스를 건강 유지에 도움이 되는 유스트레스(Eustress)라고 하고, 과하게 뺏고 빼앗기는 경쟁 사회에서 누적되어 건강에 악영향을 미치는 스트레스는 디스트레스(Distress), 나쁜 스트레스라고 부른다. 현대사회는 경쟁이 지나쳐서 스트레스가 많은 사회다. 또 인구가 늘어서 그 안에 경쟁은 어쩔 수 없는 상황이 되었고 물질문명의 발달로 변화의 속도가 매우 빠르기 때문에 그 빠른 변화에 대처하는 과정에서 우리들이 받는 스트레스가 너무나 크다. 그러한 이유로 모든 질병의 원인이 스트레스로 회자되고 있다. 자연에서의 삶을 따라가려는 움직임은 가속되고 있는 인간사회의 확장과 과학기술의 발달에 브레이크 같은 역할을 한다. 좋은 경쟁, 좋은 스트레스까지만 유지하는 조금은 느린 것이 미덕이 될 때 많은 사람은 건강해질 것이다. 패스트푸드와 슬로우푸드의 의미가 바로 이것이다. 패스트푸드는 빨리 많이 먹고 내가 남들보다 더 많이 가져와야 할 때 필요한 음식이다. 이것은 스트레스다. 슬로우푸드는 생각하면서 과하지 않게 먹고 빼앗길 것을 걱정하지 아니하고 천천히 먹는 것, 주심에 감사하고 자연에 감사하면서 먹는 음식으로 좋은 스트레스를 유발한다. 빠르고 강한 음악에 심취해서 그것만이 생활에 전부인양 쫓는 것도 스트레스다. 빠름과 느림이 섞이고 조화로 와서 가슴에 평안을 주는 그런 음악이 스트레스와 치유를 한 가지로 만든다. 우리가 좀 느리게 생각하고 느리게 살자는 것은 바로 자연과 하나 되자는 것이다. 자연치유, 산림치유에서 배우고 익혀야 하는 것 중 하나가 바로 이런 느리지만 여유 있는 인생의 속도이다. 또 여기에는 과학철학도 들어있다. 현재 우주를 에너지의 출입이 없는 닫힌계로 보는 것이 맞는 것 같다. 이 우주는 빅뱅 이후 계속해서 팽창하고 있고 그 안에 엔트로피라는 무질서도가 계속 증가하는 상황이라고 한다. 무질서가 계속 증가하는 상황은 사용할 수 있는 에너지가 사용할 수 없는 에너지 형태로 흩어지는 것을 의미한다. 무질서도인 엔트로피가 계속 증가해서 엔트로피가 이 우주 안에 꽉 차고 더 이상 사용할 수 있는 에너지가 없어지면 그 때 이 우주는 생명을 잃는다. 아주 먼 시대에 있을 법한 이야기지만 에너지를 빨리 쓰는 과정 즉 인간이 한 번에 쓰는 에너지의 양이 많아지면 이 우주의 수명도 앞당기게 된다는 뜻이다. 우주의 아주 작은 일부인 지구를 생각해도 틀리지 않다. 그래서 자연은 좀 더 느린 것에 대한 미덕을 보여준다. 점점 빨라지는 세상에 좀 느리면 어떠냐는 메시지를 계속 주는 것이다. 그런 자연에도 과학은 손을 대려고 시도하고 있다. 인간이 자연에도 스트레스를 주는 어처구니없는 짓을 하고 있다. 자연을 파괴하는 것 이상으로 식물을 변형시키고 동물을 변형시키는 것은 인간이 욕심을 채우는 과정을 자연에 심는 것과 같다. 인간이 겪고 있는 무수한 스트레스에 의한 질병을 자연에 심는 엄청난 일을 인간이 저지르고 있는 것이다. 멸종한 것을 되살리는 것이나 빨라지고 빨라야만 첨단과학이 아니라 자연을 닮고, 자연의 순환에 동참하는 과학, 자연을 파괴하지 않고 자연 속에 스트레스를 심지 않고 오히려 자연에서 인간이 자연스럽게 살아가는 길을 찾아 우리가 살고 있는 이 환경이 영원히 지속 가능하게 만드는 것이 진정한 과학일 것이다.

02 인적 네트워크의 크기

인적 네트워크는 크기가 커질수록 나의 긴장을 풀어주고 스트레스를 나눌 수 있는 기반이 되지만 지나치면 관계를 이어가는 것 자체가 스트레스를 누적할 수 있다. 인적 네트워크는 가족과의 유대에서 시작하여 친구를 가지게 되고 이어서 직장 및 사회생활을 하면서 확장된다. 적정 수준의 네트워크와 친화력(bonding)은 나의 스트레스를 나누고 또 네트워크 안 다른 사람의 스트레스를 나누어 가짐으로서 스트레스에 의한 큰 압박감에서 해방될 수 있는 돌파구를 만들어 준다. 산발적으로 다가오는 보통의 스트레스는 스스로 해결할 수 있으나 한 번에 여러 개의 스트레스가 닥치거나 하나가 오더라도 쓰나미와 같이 거대한 스트레스가 다가오는 것이 문제이다. 물론 한 가지의 스트레스가 지속적으로 누적되는데 해소하지 못해 내 안에서 커지는 경우도 있다. 서로의 스트레스를 나눌 수 있는 수준의 친화력을 가진 네트워크가 충분한 크기로 나와 함께 한다는 것은 전통적인 품앗이와 같다. 나에게 혼자서 해결하기 힘든 일이 있을 때 네트워크 안에서 도움을 받고, 네트워크 안의 다른 사람에게 나와 비슷한 일이 있을 때 그것을 나누어 처리 하는 것이 품앗이다. 이러한 친화력을 가진 네트워크는 필요할 때 서로에게 도움을 주고받고 현재 진행형의 자산이고, 큰 문제가 없어도 가지고 있음으로 해서 든든한 자존감의 근원이 되기 도 한다. 이 네트워크의 크기는 일정부분 나의 성장과정이나 직업, 그리고 지위에 의해서 형성되는데 개인의 노력이 더해져야 더욱 커지고

겸손한 스트레스 오만한 치유

네트워크의 연결도 단단해진다. 한 번 형성된 네트워크라 할지라도 자산으로 활용만하고 일방적으로 받기만 하는 네트워크가 되면 네트워크의 친화력은 점점 약해지고 급기야는 네트워크의 크기가 점점 줄어들게 된다. 결국 자산은 있으되 활용할 수 없는 깡통 자산이나 하우스푸어 같은 존재가 되고 급기야 자산의 급격한 감소로 이어지는 결과를 초래한다. 그래서 네트워크 크기가 크면 좋겠지만 네트워크 안에서 신뢰를 주고받을 수 있어야 그 네트워크가 유지된다는 것을 감안하여 크기에 욕심내지 않는 것이 견고한 나만의 네트워크를 유지하는 방법이다. 네트워크를 유지하는 것 자체가 스트레스가 되지 않으면 된다. 나 혼자 모든 것을 해결할 수 있다는 자신감이 있어도 세상을 살아가기에 기본적 네트워크는 가지고 있어야 한다. 내 네트워크 안에 가까이 있는 구성원이 네트워크를 끊고 고립의 길로 가려하면 도움이 절대적으로 필요한 시점에 있는지도 모른다. 자신의 네트워크를 쉽게 정리하고 단절하려는 시도는 네트워크 없이 살 수 없는 이 세상과 담을 쌓으려는 시도나 세상과 이별하려는 시도일 수도 있다는 뜻이다. 그래서 견고한 네트워크가 우리들에게 필요하다. 자신이 형성하고 있는 네트워크를 쉽게 단절할 수 없는 사람은 나쁜 짓의 유혹에 쉽게 빠지지 않으며 생을 포기할 수도 없다. 견고한 네트워크는 잘 끊어지지도 않을 뿐더러 네트워크를 끊으려하다가 마음이 바뀌거나 네트워크의 도움을 받아 새로운 균형을 잡고 네트워크 안에 머무를 수 있기 때문이다. 몇 해 전 믿기 힘든 끔찍한 총격 사건이 미국의 버지니아 공대에서 한국 국적을 가진 젊은이에 의해서 자행되었다. 범인은 학교 건물의 문을 잠그고 조준 사격까지 하며 무차별 총격으로 수많은 사람들을 가해했다. 미국 연방 경찰의 발표에 따르면, 피의자로 지목된 조승희는 영문학과 4학년으로 미국에 영주권을 갖고 거주하고 있는 23세의 한국 이민자 2세였다. 그는 항상 외톨이로 지냈으며 한인 학생들조차 아는 이가 별로 없을 정도로 고립된 생활을 해왔던 것으로 알려졌다. 즉 인적 네트워크가 거의 형성되어 있지 않았으며 그로인해 어떤 일을 도모하고 실행하는데 제어가 되지 않았다고 할 수 있다.

한편 인적 네트워크의 크기는 그 사람의 사회적 활동을 대변한다. 사회적 활동은 사람들과 만남을 통해서 이루어지는 것이었기에 그 만큼의 시간을 투자해야하고 쉽지 않은 일이었으나, 요즈음은 인터넷이나 스마트 통신기기를 이용하여 손쉽게 인적 네트워크를 넓혀갈 수 있다. 시간과 공간의 제한을 뛰어넘고, 세대에 불문하여 온라인 네트워크를 통해 친구가 될 수 있는 세상이 된 것이다.

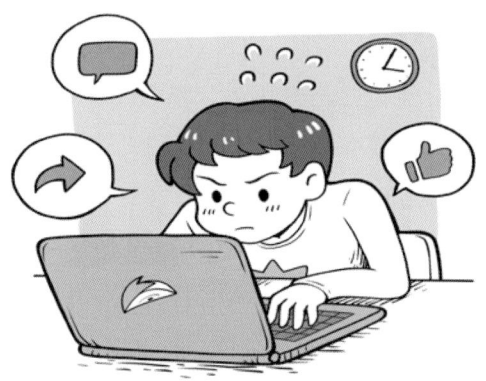

사회연결망이라는 의미의 소셜 네트워크(Social Network)는 개인이나 집단이 온라인에서 형성하는 사회적 관계를 네트워크로 설명하는 개념이다. 사람들은 소셜 네트워크를 통해 실제로는 만난 적이 없는 사람들을 만나고 의견을 나누며 필요한 활동을 한다. 소셜 네트워크는 현실사회에서 쉽게 만날 수 없는 소설가, 연예인, 정치 지도자 등 유명한 사람과도 친구가 될 수 있으며 의견을 교환할 수도 있다. 또한 이슈가 되는 문제에 대한 의견을 이들 유명인들과 교환할 수도 있다. 그러나 네트워크가 커지면 커질수록 한 번의 경솔한 말실수가 다시 담을 수 없는 일이 되어 돌아오기 쉽다. 소셜 네트워크 안에서 맺어진 인간관계도 전통의 인간관계처럼 진정성 있는 만남이 가능하고 시간과 공간의 이격을 넘어 교류할 수 있는 장점이 있으나, 대면하고 만나지 않는 공간에서의 인간관계가 다른 사람들과 교류하고픈 욕구만 충족시킬 뿐 인간의 본능과 자극적 사건에 대한 교류의 장으로 활용되는 불편한 진실도 있다. 특히 바쁜 일상에서 쉽게 만나지 못하는 지인들과의 만남의 장으로 활용되는 소셜 네트워크는 여러 사람을 동시에 만나게 해주며 네트워크를 단단하게 연결해주는 역할을 하지만 단지 소셜 네트워크 안에서 형성된 관계는 내가 커다란 네트워크를 구성하는 하나의 연결점인 노드(node)로서 한 쪽에서 오는 신호를 받고 다른 쪽으로 연결하는 역할을 하는데 그치는 경우가 많다. 소셜 네트워크의 각 노드를 타고 흐르는 정보가 자극적이거나 흥미로운 것이면 매우 빠르게 이 노드를 흘러 다니기에 몇 줄 되지 않는 정보나 의견이 증폭되어 그 이해 당사자에게 주는 충격은 엄청난 파괴력을 가지게 된다. 마치 원자폭탄이 만들어 내는 엄청난 파괴력이 연쇄반응에서 오는 것처럼 말이다. 시공간과 세대를 넘어 형성되는 인적 네트워크의 크기가 커짐으로서 가지는 자산이나 정신적 포만감이 조금의 실수도 용서하지 않는 공간이 되지 않도록 하는 노력이 필요하다. 나 자신이 소셜 네트워크 안에서도 직접 얼굴을 맞대는 만남과 같이 진실 되게 활동하며 몸과 마음이 용납하는 수준의 활동을 하면 오프라인의 인적 네트워크처럼 나의 스트레스를 나누는 인간관계로 긍정적 역할을 한다. 그러나 일면식이 없는 네트워크라고 해서 가상공간에서 게임하듯이 네트워크의 노드 역할을 하면 네트워크가 나의 자산이 될 수도 없다. 한 번의 조그만 실수가 증폭되어 떠다니는 위험공간이 될 수 있고, 이 공간에서 증폭된 나의 조그만 실수가 큰 폭탄이 되어 나에게 전해질 수도 있다.

오프라인에 형성된 것이든 온라인에 형성된 것이든 인적 네트워크를 나의 이익 창출과 사회적 지위 상승을 목적으로 형성해 가는 것은 나와 네트워크 내의 다른 사람에게 부담을 주고 네트워크의 건전성을 해친다. 많은 수의 방문자를 가진 블로거를 파워 블로거라 한다. 파워 블로거 중에는 블로깅을 직업으로 하며 살아가는 사람들도 있다. 이들에게 있어 네트워크는 사업장이다. 네트워크를 이용한 사업자가 아닌 사람들에게 네트워크는 시간과 생각을 공유하고 공감을 주고받을 수 있는 범위 안에 있어야 한다. 관계를 형성하는 과정에 공감만 있을 수 없다. 의견을 교환하고 서로의 입장 차이를 확인하더라도 이견이 수렴되어 타협할 수 있는 범위에 있는 사람들끼리 그리고 의견을 주는 것에 부담이 없고 상대방의 의견을 받아 비교 수용할 자세를 가진 사람들 사이에서 연결된 것이 네트워크다. 연결 안에 있으되 연결 저편에 있는 사람을 처음부터 나와 다른 존재로 낙인을 찍고 무조건 비난하고 상대의 의견에 대해선 들으려 하지 않고 전혀 공감의 기회를 만들지 못하는 네트워크는 네트워크가 아니라 비난의 스피커이다. 편을 갈라 상대를 비방할 목적으로 형성된 네트워크는 상대방의 정신적 스트레스를 최고조로 올리는 동시에 나의 스트레스도 동조시켜 올라가게 하는 스트레스 생성 앰프와 같다.

03 약이 되는 운동과 독이 되는 운동

운동이 건강에 좋은 것을 모르는 사람은 거의 없다. 운동은 몸의 각 부위에 있는 근육을 수축 이완해서 주변에 있는 혈관을 자극하고 혈류의 흐름을 원활하게 한다. 우리 몸의 동맥혈은 심장 수축으로 형성되는 혈압에 의해서 전신으로 가지만 심장으로 되돌아오는 혈액은 근육 운동의 힘이 절대적이다. 근육활동이 없으면 혈류가 심장으로 되돌아오는 것이 수월하지 않기 때문에 혈액순환이 안 되고 전반적인 신체 활성이 떨어지게 된다. 근육 운동을 하게 되면 근육이 신체 각 부위에 있는 혈관들을 골고루 짜주게 되고 혈관에 있는 혈액은 심장으로 되돌아오고 순환을 반복하게 된다. 이것이 직접적으로 운동이 건강에 미치는 영향이다. 또 운동은 빠른 혈액순환을 통해서 몸의 활성을 높이기 때문에 전반적인 물질대사가 잘되게 도와준다. 물질대사는 영양물질에서 에너지를 뽑아 활용하는 과정이다. 물질대사가 원활하면 음식을 먹고 소화시키고 찌꺼기를 배출하는 과정과 신체활동을 위한 물질생성과정이 원활해진다. 새로운 신물질의 흡입 주기가 빨라지고, 독성물질의 배출도 빨라짐으로서 신체의 회복력을 높일 수 있다. 혈류의 개선과 활발한 물질대사는 면역응답 속도도 빠르게 한다. 운동이 직접적으로 면역력을 증강시키는 것보다 적당량의 운동은 혈류개선을 통해 면역반응의 속도를 높여서 각종 감염성 질환이나 건강에 영향을 줄 수 있는 노페물을 포함하여 나쁜 변형물질들을 면역세포가 제거 할 수 있도록 도와준다. 결국 운동은 전반적인 몸의 활성과 건강증진 역할을 통해 삶의 질을 높이는 필수 활동이다.

현대사회에서 특별하게 운동이 주목받는 것은 운동할 수 있는 기회가 적기 때문이다. 현대인들은 자동차로 이동을 하고, 사무실에 앉아서 하루 종일 일을 하고 있어 실질적으로 근육을 움직일 수 있는 시간이 극히 제한되어 있다. 그래서 앞 절에서 설명한 것과 같이 주기적으로 운동을 하는데 자기시간을 적절히 배분하는 것도 스트레스를 이완하는 방법이라고 했다. 시간적 제한에 자유롭지 못한 우리들은 얼마큼 운동에 시간을 투자해야 적절한가? 전문가들은 지나친 운동은 몸에 해롭다고 한다. 지나친 운동은 우리가 누구에게 공격을 받아서 생존에 위협을 느낄 때 근육 내 힘을 최대 출력으로 표출하는 것과 비교될 수 있다. 근육에 부하가 큰 운동을 상대적으로 긴 시간 지속하는 것은 생명의 위험을 피해 도망가거나 몸으로 부딪쳐 싸우는 것과 같다는 의미이다. 따라서 근육을 지나치게 사용하는 것은 물리적 스트레스에 해당하고 이런 스트레스는 여타의 스트레스와 같이 스트레스 호르몬의 분비를 높이고 근육의 긴장도를 높인다. 또한 정상적인 혈류의 흐름을 방해하고 혈류의 패턴을 바꾸어 놓는다. 스트레스에 의해 높아진 몸의 긴장도는 자극에 대한 전반적인 반응성과 순발력을 늦추고 일상에서 다가오는 조그마한 자극에 크게 반응하는 결과를 나타낼 수도 있다. 혈류 패턴의 변화는 물질대사를 늦추고 신체 활성을 약화시키는 결과를 초래한다. 또한 극단의 지나친 운동 스트레스가 스트레스 호르몬 분비를 촉진하기 때문에 스트레스 호르몬에 의해 면역기능이 억제될

제5장. 스트레스와 치유의 동침

수 있다. 운동은 반드시 필요하지만 적절히 조절되어야 한다는 것이다. 보통의 전문가들이 추천하는 운동은 평소에 운동을 많이 하지 않는 사람들은 하루에 30분씩 일주일에 세 번 이상을 권고하고 있다. 많은 연구에서 5~15분의 운동도 건강에 긍정적인 영향을 준다고 한다. 결국 운동량이 극히 부족한 현대인들에게 짧은 시간동안 운동이라도 규칙적으로 하는 것이 중요하고 한 번에 심하게 하는 운동은 경계하라는 것이다. 왜냐하면 평소에 단련되지 않은 근육의 지나친 사용으로 근 피로나 근 파열 등 부작용이 올 수 있고, 근육 안 무기호흡에 의해 젖산이 다량 쌓임으로써 통증이 나타나고 활동에 제한을 받을 수 있기 때문이다. 게다가 근육에 영양분을 공급하는 모세혈관이 터져 피하출혈이 생기면 회복하는데 시간이 걸리게 되고 감염의 가능성을 높일 수 있다. 근육을 사용할 때는 운동의 목적에 따라 달라지겠으나 근력 최대파워의 60~90%정도 사용하여 운동을 한다. 부풀려진 근육을 만드는데 목적이 있지 아니하고 근지구력 신장을 통해 체력강화를 목적으로 한 운동에서는 근력의 60% 정도를 활용하는 운동이 좋다. 하루에 30분은 운동을 많이 하지 않는 사람에게 추천하지만 근력이 좋은 사람들과 평소에 운동을 많이 하는 사람들은 1시간이나 2시간까지도 연속해서 운동이 가능하다고 본다. 그러나 한 번에 하는 운동이 2시간을 넘거나 아니면 울트라 마라톤과 같이 장시간 운동하는 것은 건강에 큰 도움이 되지는 않는다. 평소 운동량이나 운동습관에 따라서 달라지지만 보통 사람의 경우 한 번에 욕심을 내서는 안 되고 단계를 밟아 운동의 강도를 높이는 것이 좋다. 조깅과 같은 유산소 운동은 몸에 있는 과잉의 칼로리인 탄수화물을 소비하고 혈액순환 및 신체활력을 되찾기 위한 운동이다. 유산소 운동은 운동을 하면서 목까지 숨이 차지 않도록 하고 약간의 숨이 차면서 땀이 입은 옷에 살짝 베어 나오는 정도가 적당하다고 한다.

또한 유산소 운동은 근력운동과 병행했을 때 효과적이다. 근력운동은 근육의 힘을 키워주고 차후 운동에도 출력을 크게 해서 자동차로 치면 소형차를 더 큰 배기량의 차로 바꾸는 것과 같다고 했다. 특히 다이어트를 목적으로 한 운동의 경우 유산소 운동과 근육운동을 병행 했을 때 칼로리 소모를 가속시켜 효율을 높일 수 있다. 신체 활성과 혈액순환을 목적으로 운동하는 사람은 운동의 강도를 줄여서 시간을 길게 하고 다이어트가 목적인 사람은 유산소 운동을 하면서 잉여에너지를 제거하되 근력을 키움으로써 작은 움직임에도 에너지 소비가 많아지는 근육운동을 병행하는 것이 좋겠다. 근육 사용이 많은 운동을 선택하되 가능하면 평소에 사용하지 않는 근육이 많이 쓰이는 운동을 선택하는 것이 좋고, 평소 업무와 관련하여 사용할 수밖에 없는 근육을 활용하는 운동은 바람직하지 않다.

제5장. 스트레스와 치유의 동침

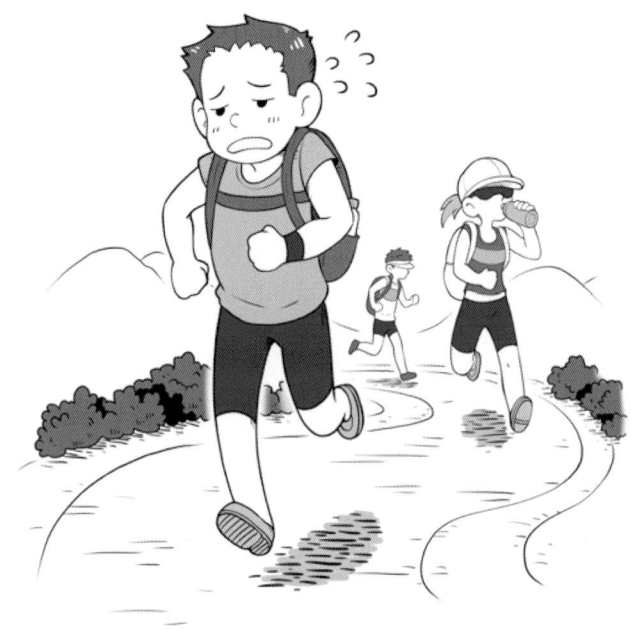

등산은 같은 근육을 계속 사용하지 않기 때문에 근육 피로가 지연되고 오랫동안 운동이 가능한 장점이 있다. 또한 경사면을 오르내리면서 자신의 몸무게에 의한 근력운동 효과를 가지기 때문에 유산소 운동과 근육운동을 병행하는 것과 같은 일석이조의 효과를 나타낸다.

한편 마라톤과 같이 과부하 운동은 근육에 지나친 힘이 가해져서 일부 근육섬유가 탄력, 즉 복원력을 잃는 다든지 근 파열 등 부작용을 동반할 수도 있다. 마라톤에 참가했다면 완주 후 충분한 휴식이 가능하도록 신체관리를 해야 한다. 마라톤을 하지 않는 사람들은 마라톤이나 울트라 마라톤을 돈 받고 하라 해도 싫은데 "저 사람들은 정말 강철 체력이다"라고 부러워한다. 그러나 자발적인 운동에 고통만 있으면 지속할 수 없다. 마라토너들은 대부분 운동 중 정신적 기쁨이 고조되고 정서적 포만감을 느끼는 상태인 러너스 하이(Runner's high)를 경험한다. 과도한 운동은 몸에 부담을 주는 행위이고 이것이 지속되면 몸은 생리적으로 그만하라는 신호를 보낸다. 그 신호를 무시하고 운동을 지속하면 신체의 고통이 최고조에 다다르고, 이 순간에 경고신호가 그동안의 고통을 줄이기 위한 신호로 전환되면서 엔도르핀이 분비되고 러너스 하이를 경험하게 된다. 러너스 하이를 경험하는 순간에 분비되는 엔도르핀에 의한 정서적 충만감과 어려운 마라톤 코스를 완주한 만족감이 마라토너로 하여금 고통 뒤에 오는 보상을 다시 찾게 한다. 그러나 장시간 동안의 심한 운동은 공기의 통로가 되는 코 점막이나 호흡기관인 기관과 기관지 점막에 나쁜 영향을 줄 수 있다. 호흡기관의 안쪽 벽은 점액층으로 되어 있으며, 이 점액은 섬모운동에 의해서 계속 조금씩 밖으로 밀려 나온다. 섬모운동은 우리가 숨을 쉴 때 함께 들어갔던 공기 중 오염물질들을 점액에 붙여 밖으로 배출하는 기계장치의 작동과정이며 이를 통해 정화된 공기가 폐포까지 도달하도록 돕는다. 장시간의 운동 중 운동부하의 증가에 따라 호흡의 속도가 빨라지면서 공기 흡입량도 증가한다. 빨라진 호흡의 속도와 많은 양의 공기 흐름은 호흡기관의 점액을 건조시키며 결과적으로 섬모운동에 의해서 밖으로 배출되어야할 오염물질의 배출을 어렵게 한다. 호흡기관으로 흡입되는 공기 중 오염물질의 배제가 지연되면서 공기 중 오염물질과 함께 섞여 있는 세균들의 몸 밖 배출도 지연된다. 결국 바짝 말라버린 호흡기관의 점액이 더 이상 우리 몸을 오염시키는 세균과 독성물질을 효과적으로 차단하지 못하고 독성물질과 세균의 유입을 허용하게 되어서 쉽게 감염성 질환 및 질병에 걸리게 된다. 이는 운동에 의한 건강증진 효과를 상쇄시키는 결과로 이어지게 된다. 그래서 장시간 운동을 할 때는 수분을 충분히 섭취하고 마스크를 활용해서 따뜻하고 건조한 공기가 입안으로 지속적으로 강하게 유입되는 것을 차단하여 점액의 건조를 막는 것이 중요하다. 겨울철 방안의 라디에이터가 오랫동안 작동하면서 만들어낸 뜨거운 공기 흐름은 평소 우리가 주변에서 흡입하는 공기보다 더 강한 힘으로 호흡기 안으로 밀려와 호흡기관의 점액을 쉽게 건조시킨다. 가습기는 코 점막과 기관, 그리고 기관지에 있는 점막이 마르지 않도록 습기를 제공하는 수단으로 활용된다. 병원과 같이 공기 중에 포함되어 있는 세균의 양이 많고 또 환자들을 위해서 실내온도를 높인 환경에서는 특히 호흡기에 있는 점액층이 마르지 않도록 환경을 만들어주는 것이 중요하다. 물론 가정에서도 면역기능이 취약한 어린이나 노령자에게도 이런 환경을 유지해야 겨울철 감염성 질환을 예방할 수 있다. 운동을 잘 하면 몸에 엄청난 건강증진 효과가 있지만 잘 못하면 부정적 결과를 만들 수 있다는 것을 잊어서는 안 될 것이다.

또한 운동은 앞 절에서 설명한 것과 같이 우리 몸이라는 시스템은 몸과 얼굴부위에 있는 감각을 통해서 생존을 위한 정보가 입력이 되고, 뇌라고 하는 중앙처리장치가 그 입력된 정보들을 분석해서 그 출력으로 근육을 움직이게 된다. 가정과 사무실에서 사용하는 컴퓨터와 다르게 우리 몸은 출력에 해당하는 근육을 잘 활용해도 뇌의 일정부분을 자극하는 효과가 있다. 운동을 한다고 해서 아이큐가 매우 좋아진다는 것이 아니라 뇌 활성을 높이고 뇌가 깨어 있을 수 있는 범위를 넓힌다는 의미이다. 손뼉을 친다던지 발을 주물러 주는 것은 손과 발에 있는 감각이나 근육을 자극해서 그에 상응하는 뇌 부위를 자극하겠다는 뜻이 담겨있다. 특히 손과 발이 자극에 예민하고 세밀한 운동에 최적화 되었다는 것은 상대적으로 뇌에서 차지하는 부분이 넓다는 것이고, 뒤집어 생각하면 손과 발의 자극은 뇌의 상당히 넓은 부분을 자극하는 효과를 유발한다. 뇌의 많은 부분이 활성을 가진다는 것은 일을 할 수 있는 용량 자체가 커진다는 의미로도 해석할 수 있다. 한편 특수 감각인 시각, 청각, 미각, 후각, 그리고 균형감각을 통해 생성되는 감각은 굉장히 강한 자극이고 꼭 출력을 만드는 자극이지만 손이나 발에 대한 이런 자극은 좀 더 여유를 두고 편안할 때 할 수 있는 자극이다. 안정적인 상태에서 뇌를 자극하는 것은 긴장보다는 적응반응을 유발하여 긴장을 이완하고 스트레스를 해소에 도움을 준다. 치매를 예방하는 운동 중에 손뼉을 치거나 양손을 서로 잡아당기는 동작이 있는데 손에 있는 근육들을 예민하게 움직이기 위해 할당된 뇌 부분을 자극하여 뇌 전체의 활성을 유도하려는 노력으로 이해된다. 손이나 발과 함께 예민한 신체 부위가 입술, 혀를 포함하는 입 주변이다. 입 주변에 있는 신경을 관리하는 뇌 부위 또한 상대적으로 매우 넓게 분포되어 있다. 손과 입 주변의 근육운동은 에너지 소비가 많지 않고 쉽게 할 수 있으면서 뇌 활성을 높이는데 효과적이기 때문에 노인들의 치매예방을 위해 추천되고 있다. 뇌를 자극하는 가벼운 방법은 얼굴 마사지를 포함하여 혀를 앞으로 쭉 내미는 동작과 손뼉을 반복적으로 치는 동작이 있으며, 건강유지에 도움이 된다고 볼 수 있다. 반신욕이나 족욕이 운동에 버금간다고 하는 이유는 운동과 비슷한 혈액순환 효과를 얻기 때문이다. 막대과자 같이 생긴 행사용 풍선을 불 때 입구를 세게 불어도 풍선의 끝부터 부풀어 오르지 않는다. 그런데 맨 끝을 잡고 한번 입으로 쭉 빨아주어 망울을 만들어준 다음에 입구부터 불면 바람이 맨 끝으로 빠르게 도달하여 부풀어 오르는 막대풍선처럼 우리 몸의 말단을 자극해서 피가 맨 끝까지 도달 하도록 유도하면 혈액순환에 큰 도움이 될 수 있다. 똑 같은 원리이다. 족욕, 반신욕, 그리고 손을 자극하는 것과 같은 말단 자극 행동은 운동과 비슷하게 혈액순환을 돕는 건강 행동이다.

> 운동도 명상이 될 수 있다.

04 용서와 기부

용서는 피해자가 가해자에 할 수 있는 행동이다. 피해의 정도가 클수록 가해를 한 상대방을 용서하는 것은 쉽지 않다. 용서는 피해의 기억을 지워버리기 위해, 그리고 피해의 회상에서 회피하기 위해 하는 것이 아니다. 마음에서 오는 진정한 용서는 나의 마음의 평화를 회복하고 나를 더욱 존중하게 되는 마음에서 완성된다. 물론 기억이라는 것이 시간이 지나면 희미해지고 결국에는 잊어지는 것이 일반적 과정이다. 보통의 경우 나에게 상처를 준 기억은 수시로 회상되면서 더욱 선명한 기억을 만들어 낸다. 그래서 용서는 피해자가 의지를 가지고 실행해야 되는 정신수양이다. 피해의 또렷한 회상과 그로 인한 고통에서 벗어나고 내 생활의 불편함을 해소하기 위해 "이 정도면 되었어!"하는 설익은 용서는 진정한 용서가 되지 못한다. 진정한 용서가 되지 못한 것은 회상되는 수준을 보면 알 수 있다. 나는 용서했다고 생각했는데 피해의 상황과 부정적 정서가 자꾸 반복되면 내 마음이 아직 용서를 하지 못하고 있는 것이다. 또한 회피를 목적으로 한 용서는 나의 자존감을 해칠 수도 있다. 마음으로 포용한 것이 아니고 회피가 목적이었던 용서는 나 자신에게 새로운 피해를 만들어 낼 수도 있다. 그래서 용서가 가장 어려운 정신수양 중 하나라고 했는지도 모른다.

우리는 어려서부터 친구와 말다툼을 하거나 치고받는 싸움을 하였을 때 선생님이나 부모님에게 화해를 강요받으며 살아왔다.

화해는 피해자와 가해자의 구분이 모호할 때 하는 것이다. 화해는 가해자와 피해자 사이에 새로운 관계 정립이 전제된다. 그래서 용서와 화해는 같은 것이 되지 못한다. 용서는 일방적 피해의 상황이 존재하고 그 피해자가 일방적으로 하는 내적 행위에 해당하기 때문이다. 피해 상황의 경험은 내적 평화를 찾는데 시간을 필요로 하며 나 자신의 정신수양을 통해 얻어지는 것이기에 강요를 해서는 안 된다. 피해자와 가해자가 구분이 가는데도 화해를 요구하는 것은 용서를 더욱 어렵게 만들기 때문에 주의해야한다. 용서와 화해를 구분하는 것이 진정한 용서를 가능하게 하며, 피해자와 가해자 모두를 건강하게 만드는 것이다.

우리가 용서와 화해를 구분하는데 익숙하지 않은 것처럼 용서하는 방법에 대해서도 배우지 못했다. 용서하는 법을 배우는 것은 정신건강의 근본이기 때문에 매우 중요하다. 우선 용서에 대한 자신의 내적 판단 기준을 만들어야한다. 용서는 단순히 피해 내용과 상처를 빨리 잊기 위해 하는 것도 아니고 가해자와 화해로 문제를 종결하기 위해 필요한 것도 아니다. 용서는 피해의 내용을 부정하거나 상처를 줄이는 과정이 아니며, 가해자에 대한 불친절을 버리는 것도 아니고 잘못된 행동에 대해 없던 일로 치부하는 것도 아니다. 용서는 수용의 과정으로 나를 성장시키며 나를 새로운 위치에 올려놓는 과정이다. 그러므로 용서는 자기 자신을 위한 것이며 정신적 치유만큼 효과적인 정서적 안정감을 주는 정신수양이다. 용서는 가해자가 아닌 나를 위한 것이다. 용서는 나의 힘을 회복하는 것이고 나에게 가해를 한 사람을 치유하는 것이 아니라 나를 치유하는 것이다. 진정한 용서는 피해자를 희생자가 아니라 영웅으로 만들어 준다.

스탠포드 대학의 용서 프로젝트 사례에서 용서는 혈압과 심박 그리고 근육의 긴장도를 낮추는 생리적 효과를 동반하였다. 또한 용서는 질병의 발병률을 낮추고 만성질환과 반대의 상관관계를 나타내었다. 용서를 하는 사람들은 더욱 긍정적이고 낙관적이 되었으며, 분노가 줄어들고 스트레스 수준도 낮아졌다. 연구가 끝난 후 사후 조사에서도 용서 프로젝트에 참여하여 진정한 용서를 경험한 사람들은 자신들이 더욱 건강하다고 느끼고 있었다.

용서가 필요한 상황에 노출된다는 것은 물리적으로나 정신적으로 엄청난 스트레스를 경험했다는 것이다. 스트레스를 완화하고 해소하는 방법으로 용서라는 정신수양이 필요하며 그것은 피해자인 자신에게 돌아오는 보상이 될 수 있다는 의미이다. 용서도 진정한 용서로 가는 길, 나에게 보상이 되는 용서만이 나의 건강을 해치지 않고 오히려 도움을 주는 긍정의 요인이 되며, 피해상황을 망각하거나 상처로부터 탈출을 목적으로 한 성급한 용서는 진정한 용서가 되지 못하기 때문에 오히려 제2의 피해를 만들어 내고 나의 건강을 해칠 수 도 있다.

용서와 마찬가지로 남을 위해 베푸는 행동인 기부도 나를 위한 정신적 행위이다. 나보다 어려운 사람들을 돕는 방법은 다양하다. 재물을 기부할 수도 있으며, 시간을 내어 재능을 기부할 수도 있다. 남을 위해 베푸는 행동으로 시작한 일이 나의 기쁨으로 바뀌는 것을 경험한 사람은 많다. 기부가 나를 위한 행동이라는 것은 한 번 기부를 해본 사람이 기부의 즐거움으로 다시 하게 된다는 사실에서 충분히 알 수 있다. 다른 사람들에게 나의 재능과 재물로 도움을 주는 것과 마음을 뿌듯하게 하는 선행은 스트레스를 만드는 것과는 정반대로 즐거움을 만들어내고 행복한 삶을 보장하는 방법이 된다. 이렇게 남을 도와주면서 경험하게 되는 즐거운 경험과 기쁨으로 고조된 정신 상태를 헬퍼스 하이(Helper's High)라고 한다. 헬퍼스 하이는 러너스 하이처럼 생리적 변화를 동반하는 기분 좋은 생리적 반응이다. 러너스 하이에서와 같이 헬퍼스 하이는 혈압과 콜레스테롤 수치를 낮추며, 엔도르핀의 분비가 증가시키고 이 상태가 지속되면서 행복감을 고조 시킨다. 동시에 생리적 변화는 건강 증진의 효과도 동반하여 면역항체의 분비를 증가시키고 질병에 대한 저항력을 높여 감염성 질환 유병률을 낮추고 만성질환을 예방하는 효과가 있었다. 사람들이 직접 봉사나 기부에 참여하지 않더라도 평생을 빈민과 함께 살며 사랑과 봉사의 삶을 살다간 테레사 수녀와 같은 위인의 활동을 보면서 공감한 사람들도 분비 면역항체가 증가하는 등 헬퍼스 하이를 경험한다는 것이다. 미국의 한 대학 연구에서 어려운 사람들을 조건 없이 일정기간 도와 준 후 헬퍼스 하이를 경험한 사람은 50% 정도가 되었다. 피험자의 43%는 예전보다 활력이 넘치고 강인해짐을, 28%는 훈훈한 감정을, 23%는 평온해지고 우울감에서 해방을, 21%는 자신의 가치에 대한 상승을, 그리고 13%는 통증이 약화됨을 느꼈다고 답변했다. 받는 것보다 주는 것이 정서적 안정과 스트레스로 인한 긴장을 완화하는데 더 효과적이란 의미이다.

몇 해 전 한양대학교 박사과정 대학원생의 논문연구를 도와 준 적이 있다. 연구는 발달장애 아동들을 가진 어머니들이 자녀들의 건강과 사회성 증진을 위해 스트레칭과 마사지를 8주간 시행하고, 그 효과를 검증하는 것이었다. 8주간 시행된 마시지 프로그램은 아동들의 사회성 발달과 정서적 안정에 도움이 되었으나 분비항체의 증가나 스트레스 호르몬인 코티졸의 감소 등 생리적 변화를 동반하지 않았다. 오히려 장애아동들의 코티졸 수준은 8주간의 프로그램 이후 사전결과보다 약간 높게 유지되는 것을 확인하였다. 애초에 낮은 수준이었던 스트레스 호르몬이 약간 상승하면서 각성수준이 상승된 것으로 해석하였으나 통계적으로 유의한 결과는 아니었다. 그러나 어머니들의 스트레스 수준의 변화는 놀라웠다. 프로그램 시작 전 조사에서 예상대로 장애 아동 어머니들의 스트레스 호르몬 수준이 또래 아동들의 어머니들보다 높았는데 프로그램 사후검사에서 통계적으로 유의미하게 낮아진 것이다. 8주간의 프로그램이 장애 아동 어머니들의 면역 항체의 변화까지 동반하지 않았지만 스트레스 수준을 의미 있게 낮춘 것이다. 물론 어머니들도 처음 해주는 마사지에서는 긴장이 되었는지 스트레스 호르몬이 상승하다가 익숙해진 4주 이후에는 급격히 떨어져 안정적 수준이 되었다. 마사지를 받은 아동들의 생리적 변화는 크지 않았으나 마사지를 해준 어머니들의 생리적 변화는 크게 나타난 것이다. 받는 것보다 베푸는 것이

제5장. 스트레스와 치유의 동침

나의 건강에 직접적으로 영향을 줄 수 있다는 좋은 사례였다. 필자가 직접 경험한 것은 아니지만 양로원에 기거하시는 할머니들에게 자원봉사자들이 가서 함께 시간을 보내고 청소하고 목욕시키는 봉사를 해드리는 것보다 할머니들에게 고아원의 아이들을 돌보는 봉사를 주문하였더니 할머니들의 정서적 행복감이 더 좋아졌다는 사례도 있었다. 위의 연구 결과들은 봉사나 기부와 같이 다른 사람을 도와주는 것이 도움을 받는 것보다 더 큰 행복을 줄 수 있음을 입증하고 있다.

> 헬퍼스 하이(Helper's High): 기부는 엔돌핀이 솟아나는 좋은 중독이 될 수 있다.

05 스트레스와 치유에서 반려동물

경제성장과 더불어 물질이 풍요해지고 물질이 인간의 가치체계에서 차지하는 비중이 커지면서 인간은 점차 자기중심적이 되고, 인간 상호간 의존하여 누리던 마음의 풍요는 사라지고 있다. 대가족이 모여 살며 이웃과 함께 하던 마음의 풍요가 사라지면서 사람들은 그 공허함을 애완동물에게서 찾고 있다. 시간이 지날수록 그리고 물질 풍요가 넘쳐날수록 많은 사람들이 관계를 이어가기에 힘에 부친 인간보다 본능에 충실하며 배신할 줄 모르는 애완동물을 순수 그 자체로 받아들이며 더불어 살고 있다. 지적 요구수준이 높으며 상대적으로 고소득의 직종에 종사하나 혼자 사는데 익숙한 전문직의 젊은 세대의 양산과 고령화 시대에 따른 독신세대의 증가로 정서적 안정에 도움이 되는 새로운 가족으로 애완동물의 선호도가 급속히 증가하고 있는 실정이다. 그런 이유로 인간의 생활과 함께 해온 애완동물(Pet)이 인간에게 기쁨을 주는 사랑스런 동물이란 나쁘지 않은 표현으로 불리어 졌지만 지금은 동물 행동학자들의 제안으로 1983년도부터 인생을 함께한다는 동반자적 개념의 반려동물(Human's companion)이란 용어로 바뀌어 불리고 있다.

필자는 오래 전 미국에서 공부하던 시절 한 케이블 방송에서 동물의 세계에 대한 특별 다큐멘터리 프로그램을 시청한 적이 있다. 그 다큐멘터리는 우리에게 익숙한 아프리카 초원을 뛰어다니는 톰슨가젤이나 그를 쫓아 다니는 사자, 그리고 메마른 건조기에 물을 찾아 수백 킬로미터를 가족과 함께 여행하는 코끼리의 이야기가 아니었다. 우리 주변에서 인간과 함께 살고 있으나 그들의 위상에 대해서 생각해보지 못한 동물들에 대한 이야기였다. 프로그램은 그 당시 미국에서 애완동물로 인간과 한 가족처럼 살아가는 개와 고양이에 대한 이야기로 시작했다. 프로그램 담당자가 제일 먼저 찾은 곳은 뉴욕의 주택가였다. 검은 옷을 입은 사람들이 모여 매우 슬퍼하며 앉아 있고 서로 위로하는 모습도 보였다. 이어서 조그만 관이 들어오고 장례식이 열렸다. 어느 집 개의 장례식이었다. 조문객도 있었으며 여느 사람의 장례식과 다르지 않았다. 다른 것이 있다면 성직자의 기도만 없다고 했다. 카메라는 또 다른 장소로 이동했다. 현관 앞에서 흔들의자에 앉아 쉬고 있는 할머니가 고양이를 안고 있었다. 그런데 고양이가 정상으로 보이지 않았다. 고양이는 매우 불안해 보였으며, 고양이의 머리는 의도와 관계없이 꽤나 많이 흔들렸다. 기자가 이유를 묻자 할머니가 대답했다. 고양이는 작년에 뇌종양 때문에 수술을 받았고, 보험이 안 되어 비용이 10만 불이나 되었는데 후유증으로 머리를 조금 흔든다고 했다. 할머니가 놀라는 피디에게 한마디 했다. "나는 지금껏 피터를 동물이라고 생각한 적이 없어, 자식이라 생각했지." 당연했다. 자식이라 생각하지 않으면 저건 있을 수 없는 일이라 생각했다. 먹고 사는 것이 넉넉하지 않은 나라에서 온 젊은 유학생에게 낯설고 이해하기 힘든 광경이었다. 그러나 이제 이러한 광경은 우리나라에서도 더 이상 낯선 풍경이 아니다. 주위에 반려동물의 수가 많이 늘었고, 불과 몇 십 년 전에 목적이 무엇이던 키우는 대상이었던 동물은 존재의 대상으로 바뀌게 되었다.

우리 주변에 반려동물의 수가 늘어나는 것은 우리가 그 만큼 먹고 사는 문제로부터 해방되었음을 나타내고, 한편으론 그 만큼 인간의 본성적 유대가 상실되어 보상이 필요한 시대에 살고 있다는 암시로 받아들일 수 있다. 먹고 살만 하다는 것이 인간적 유대가 느슨해지는 것과 일정 부분 연결된다는 것이 안타까울 뿐이다. 현대 사회가 직면한 인간성의 상실이 물질의 풍요에서만 오는 것은 아니다. 생활의 패턴이 바뀌고 혼자서 하는 일이 많아졌으며 인간 상호간 주고받으며 삶의 지혜를 배우는 것에서 인터넷이나 혼자만의 공간에서 배우는 것이 많아 졌고, 그것으로 먹고 사는 문제가 해결되기 때문이다. 다른 사람들과의 전통적 유대가 느슨해지면서 가족에 대한 애착의 태도도 변했다. 내 자식에게는 또래의 다른 집 아이와 다른 잣대를 들이대고 전통적 도덕과 규범을 바탕으로 한 신상과 필벌의 교육관을 적용하지 않는다. 이것은 시간이 지나고 부모와 자식 간의 유대를 해치고 기대는 있으되 되돌림은 없는 비순환의 비가역적 관계를 만들어 낸다. 본래 자식의 교육은 회초리에서 시작되고, 그것은 험난한 세상에서 주변 사람들에게 손가락질을 받지 않고 좋은 관계 속에서 필요한 인물로 자라기 바라는 부모의 교육관에서 출발하였다. 또한 우리네 부모들은 그들의 부모나 어르신에 대한 공경에서 모범적 생활로 자식에게 사회의 건전한 전통을 교육하였다. 요즈음 많은 부모들은 자식 교육의 기준을 물질에서 시작하고 도덕이나 규범의 기준도 사람에 따라 달리하는 위험한 교육을 하며 전통적 예의범절에 대한 모범을 보여주지 못한다. 이러한 물질 만능 세상에서 나타난 교육관의 변질로 인해 요즈음 젊은이들의 일부는 부모에게 무조건적 사랑은 받았으나 진정으로 남을 사랑할 줄 모른다. 게다가 무조건적 사랑을 베푼 부모마저 고마움과 보은의 대상으로 보지 않는 것 같다.

혼자서 살 수 있는 여건 조성과 부모와 자식 간은 물론 사회 구성원간의 상호 존중 수준이 낮아지면서 인간 본성인 사회적 유대에서의 공허함을 채워주는 것이 반려동물의 증가와 애착으로 나타나고 있다. 자식을 포함하여 주변 사람들은 예측할 수 없는 행동을 할 수 있고 나의 호의에 배신을 할 수도 있다. 그러나 반려동물들은 버릇이 나빠질 수는 있어도 나를 절대 배신하지 않는다. 장난감과도 같았던 애완동물은 이제 역사의 저편으로 사라지는 중이고, 나의 곁을 지키며 나의 사랑에 대해 거짓 없이 몸으로 표현해주는 반려동물들은 친구이자 자식이며 동반자가 되어가고 있다.

질병은 고독에서 시작 된다고 한다. 질병을 뜻하는 영어 단어 **illness**의 i는 고독을 뜻하는 단어인 **isolation**의 i와 겹친다는 것이다. 나에게 나 혼자가 아닌 동반자가 하나 더 있으며 절대 나를 배신하지 않는 충직한 귀요미와 듬직이가 나에게 주는 정서적 안정은 상상하는 것 이상일 수 있다. 특히 외로움을 많이 느끼고 그것이 불안요소이며, 그로 인해 우울 수준이 높은 사람에게 반려동물은 기대 이상의 역할을 한다.

겸손한 스트레스 오만한 치유

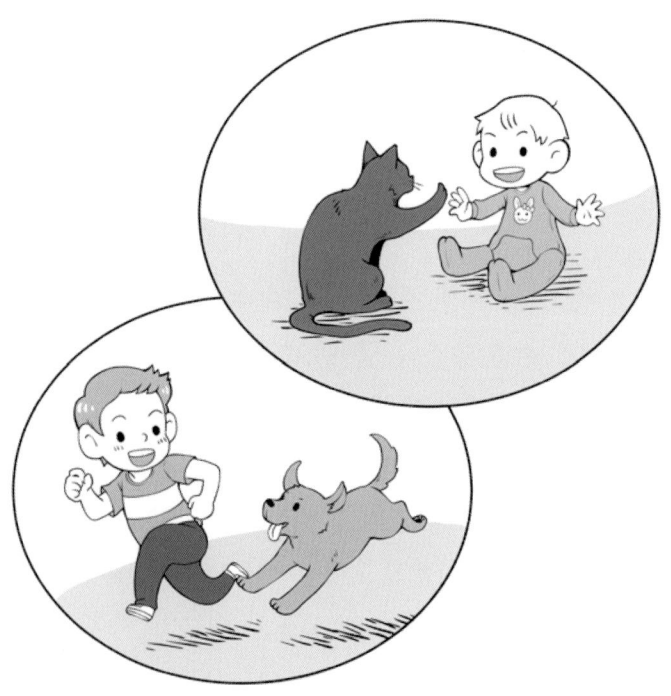

단독세대나 소수가족의 형태로 사는 가족 문화에서 반려동물은 가족을 하나 더 가진 것과 같은 효과를 얻을 수 있다. 대 가족이 가지는 장점을 생각하면 쉽게 이해된다. 가족 구성원이 많음으로서 가지는 안정감은 물론 서로에게 양보하고 배려해야 가족이 화목하게 살 수 있는 것과 마찬가지이다. 사람들은 반려동물과 눈을 맞추고 스킨십을 하면서 감정의 이완을 얻게 되며, 이들과 몸싸움이나 운동을 하면서 신체의 활성을 높이고 운동의 효과를 함께 누린다. 또한 어린 아이들과 건강한 반려동물과의 유대는 알레르기나 아토피의 발병을 줄일 수 있다는 보고도 있다. 반려동물의 침 등에서 나오는 물질을 접하면서 자연스럽게 면역반응 조절 범위가 넓어지고 반려동물에서 오는 알레르기를 예방하고 그러면서 면역반응에서의 과민성을 차단하는 효과가 있다. 그러나 이 부분에 대해서는 아직 논란의 여지가 있으며 반려동물의 건강과 위생관리가 전제 되어야 한다는 것은 두말할 나위도 없다.

정서적 안정과 사회성 발달에 도움이 되는 것은 물론 면역력의 안정화에 도움이 되는 것으로 설명된 반려동물이 질병의 유발이라는 측면에서는 부정적 시각도 없지 않다. 반려동물이 사람에게 질병의 원인이 될 수 있는 기생충의 숙주가 될 수 있으며, 인수공통의 질병을 유발하는 병원균을 매개할 수 있다는 사실에 주목하여 반려동물 특히 인간과 오랜 세월 함께 하지 않은 반려동물에 대한 부정적 지식을 전파하는 전문가도 있다.

우리나라에서는 당연히 질병에 의한 사망원인 1위는 암이다. 그러나 인류의 역사와 함께 해 온 세균 감염에 의한 질병도 인간의 생명을 위협하는 주요 원인이다. 죽음의 병으로 공포의 대상인 에이즈, 최근 들어 더욱 기승을 부리는 결핵, 해마다 독감을 몰고 오는 인플루엔자 바이러스 질환까지 전염성 병원체는 끊임없이 인간의 생명을 위협하고 있다. 또한 간염 바이러스나 인유두종 바이러스(Human Papillomavirus, HPV)가 간암이나 자궁경부암의 원인이 되는 것처럼 이들 전염성 병원체는 일부 암을 유발하기도 하고, 톡소포자충이 조현병의 원인으로 주목받는 것처럼 정신질환의 원인이 되기도 한다. 이러한 병원체의 대부분은 동물에서 사람으로 감염되어 질병을 일으킨 것이다. 최근에 우리에게 익숙한 조류독감이나 돼지 콜레라가 이해하기 쉬운 사례들이고 에이즈 바이러스도 아프리카의 원숭이에게서 왔다는 것이 정설로 되어 있다. 그러기에 광우병이 알려졌을 때 광우병이 발병한 나라에서 수입되는 소고기에 민감하게 반응한 것이며, 근거는 미약했지만 충분한 논란의 꺼리가 된 것이다. 결국 사람과 함께 사는 동물들에게서 인간에게 질병이 전해질 확률이 높은 것이고 반려동물이라고 해서 예외가 될 수는 없다.

또한 문제가 될 수 있는 것이 반려동물의 기생충이다. 얼마 전 반려동물의 기생충에 대한 우려 섞인 신문기사 두 건이 있었다. 하나는 어린이 놀이터에 유기견을 비롯한 반려동물에서 오는 기생충과 그 알이 범벅이 되어 있다는 것이었고, 또 다른 하나는 개나 고양이의 대변으로 배출되는 톡소플라즈마라는 기생충이 태아의 건강을 위협할 수 있다는 내용이었다. 지자체나 학교당국은 어린이들이 마음껏 뛰어 놀 수 있도록 놀이터를 비롯한 학교 운동장의 기생충이나 유충, 충란, 그리고 포자들의 오염여부를 주기적으로 검사하고 유기견들의 배설물이 이들 놀이터에 방치되지 않도록 해야 한다. 부모들도 밖에서 놀고 들어 온 아이들이 몸과 손을 깨끗이 씻는 습관을 가지도록하고 고기류 등 기생충의 감염경로가 되는 식생활에서는 반드시 익혀서 주는 등 위생관리로 우리 아이들을 보호해야겠다. 반려동물로부터 직접적으로 감염되는 경우는 극히 드물지만 반려동물의 구충과 배설물 관리를 잘 해야 됨은 물론이다. 반려동물과 함께 살지 않더라도 아이들도 1년에 봄, 가을 구충제를 복용을 습관을 가지는 것이 좋다. 강아지나 고양이의 대변으로 배출되는 기생충 '톡소플라스마'가 임신부에게 전염되면 태반을 통과해서 태아에게 영향을 미치고 특히 뇌에 석회 축적의 원인이 되거나 망막에 염증을 일으켜 시각장애의 원인이 된다. 임신 전 검사를 통해 감염 여부를 확인하고 처방을 받는 것을 추천한다. 특히 톡소플라스마는 생고기를 통해서도 감염될 수 있기 때문에 생고기를 만지거나 먹을 때도 조심해야 한다. 그 외에 고양이에게 잘 전염되는 보르나병바이러스와 톡소포자충은 조현병과 양극성장애와 관련이 있다는 보고가 있었다.

이러한 사실로 미리부터 겁을 먹을 필요는 없다. 극히 일부에 해당하는 사례이며 얼마든지 극복할 수 있는 위해요소이기 때문이다. 반려동물이 애완동물이 아닌 이유가 내 인생의 동반자이기 때문이고 배신을 하지 않는다는 믿음에서 출발했기 때문에 방치해서는 안 된다는 의미이다. 정서적 안정과 나와 교감하며 살아가는 동반자로 대우하고 위생 상태를 지켜나가면 된다. 사람도 다른 사람에게 병을 옮길 수 있다. 반려동물이 나의 곁에서 인생의 동반자로 남을 수 있도록 배려하고 아이들과 접촉할 때는 더욱이 위생 관리에 관심을 가지면 된다. 밖에서 정체 없는 동물들과 어울린 후 집으로 들어와 아이와 접촉하지 않도록 주의하고 주기적으로 목욕을 시키며 구충제를 먹이는 습관을 가지고 살아가면 반려동물들은 우리가 주는 사랑에 보답하며 인생의 동반자로서 우리 곁을 지킬 것이다. 반려동물은 일방적으로 무한 경쟁과 외로움에 지친 나를 치유하는 도구가 아니라 서로에게 치유의 자양분을 나누는 존재로 인식하고 거기에 맞추어 살아가는 것이 중요하다.

> 인생을 함께하는 반려동물(Companion animal), 더 이상 애완동물(Pet)이 아니다.

에듀컨텐츠·휴피아
CH Educontents·Huepia

제6장. 스트레스에 대한 축적된 연구들

필자는 심리신경면역학(Psychoneuroimmunology) 전공자로서 1995년도부터 스트레스의 생리적 반응과 조절 그리고 대처기술에 대해서 연구와 강의를 해왔다. 그동안 축적해온 연구결과 중에서 대중적인 내용을 모아 여기에 소개하여 스트레스 수준에 대한 평가와 해소 방법에 대한 이해를 돕고자 한다. 물론 다른 연구자들의 재미있고 의미 있는 연구들이 얼마든지 있으며 그 중 몇몇은 본문 중에 간단하게 소개하여 독자들의 이해를 도왔다.

01 스트레스 호르몬인 스테로이드의 변신

뇌의 시상하부로부터 뇌하수체와 부신으로 이어지는 일련의 호르몬 증폭체계를 통해 매개되는 스트레스 반응은 최종적으로 스테로이드 호르몬이 중심 역할을 담당한다. 스테로이드 호르몬에 의한 신호는 혈중 포도당의 공급을 증가시킴으로서 에너지 생성을 늘리는 동시에 에너지 소비가 많은 소화 기능(digestion), 면역 기능(immunity), 성적 활동(sexual activity)과 같은 생리적 기능은 일시적으로 제한한다. Fight 혹은 Flight 반응으로 설명되는 급성의 스트레스 반응은 위급상황에 적극적으로 저항할 것인지 아니면 피해야할 것인지를 판단하여 직접 행동으로 이끄는 정상적인 생리반응으로 이해된다. 이 때 싸우거나 도피하기 위해 근육의 힘을 강화시킨다.

우선 제약회사들은 스테로이드의 효과 중 면역 반응을 억제하는 항염증 작용에 주목했다. 스테로이드를 항염증 약물로 재탄생시킨 것이다. 항염증 약제 중 가장 효과적이며 의사의 처방대로만 사용하면 문제가 없는 좋은 약제임은 분명하다. 스테로이드는 몸에서 만들어지는 물질이니 문제가 없을 것으로 여겨질 수 있다. 그러나 약제의 효과를 넘어 장기 사용했을 때의 문제도 간과해서는 안 된다. 스테로이드 약제로는 범용의 피부연고제를 비롯하여 만성 염증치료제로 약국에서 판매되고 있다. 그러나 피부 연고제인 스테로이드는 장기적으로 사용했을 때 피부를 얇게 하여 살이 트는 부작용을 가져올 수 있으며 모세혈관을 확장시켜 홍조가 가시지 않는 부작용을 나타낼 수 있다. 특히 상처에 바르거나 무좀과 같이 균의 감염에 의한 피부질환에 바르게 되면 세균이나 곰팡이의 이상 증식 보고도 있어 주의해야한다. 가벼운 염증을 완화시키는 효과가 있으나 세균을 죽이는 효과를 가지는 것이 아니므로 피부 질환이 있을 때 시간이 지연되면 피부과 전문의 처방을 받아 치료를 받는 것이 좋겠다. 알레르기나 아토피 치료에도 스테로이드가 활용된다. 스테로이드 약물의 부작용이 나타나기까지 시간이 걸리기 때문에 당장의 처방과 치료 효과를 보는데 문제는 없다. 그러나 장기 사용은 수정체를 혼탁하게 하여 백내장을 악화시킬 수 있으며, 안압을 올려 녹내장을 유발하기도 한다. 특히 어린이에게 스테로이드의 장기 사용은 성장을 억제할 수도 있다. 여기에 기본적으로 스테로이드는 면역억제 기능을 가지므로 세균이나 바이러스 감염에 대한 저항력을 약화시키므로 장기적 사용은 자제해야 된다.

한편 스테로이드는 근력강화 기능이 있으므로 운동선수들을 유혹했다. 88 서울올림픽 100M 육상경기에서 금메달을 딴 벤 존슨이라는 선수는 금지 약물인 스테로이드 복용이 문제가 되어 금메달을 박탈당했다. 몸짱 열풍이 불면서 근력강화제로 불법으로 유통되는 약물이나 보조제에 스테로이드가 함유되었다는 뉴스는 심심하지 않게 나온다. 최근에는 우리나라 공무원들의 체력검정에서도 스테로이드를 복용하는 사례가 있었다는 뉴스도 있었다. 위에서 설명된 것과 같이 스테로이드는 생리적 작용을 위해 소량 분비되는 물질로 외부에서 장기간 많은 양 복용했을 때 심각한 부작용이 있다는 것을 알고 주의를 당부한다. 아무리 효능 좋은 약물도 전문가의 지도를 받아 사용하면 큰 도움을 받을 수 있으나 임의 사용과 약물의 생산 목적을 달리한 사용은 금지해야 한다.

> 스테로이드는 잘 사용하면 최고로 좋은 약들 중 하나이다.

02 스트레스 수준 모니터링

필자와 동료들은 개인의 스트레스 수준을 측정하기 위한 심리사회적 방법, 생화학적 방법, 그리고 생리적 방법들 상호간의 상관성 연구와 더불어 특정 시점에서 스트레스나 피로 수준을 실시간으로 현장에서 측정할 수 있는 도구 개발을 위해 연구해 왔다. 스트레스/피로 수준을 정량화하기 위해서 위의 세 가지 방법에 의한 측정치를 각 개인에게서 추출하고 비교분석한 결과 실시간으로 스트레스 호르몬의 수치를 측정하는 생화학적 방법이 스트레스를 정량화할 수 있는 가장 객관적인 방법이었다. 스트레스 수준 측정을 위해 고안된 생리적 측정방법 중에서는 자율신경의 활동도를 나타내는 심박동수 변이(Heart Rate Variability, HRV)와 심부온도와 피부온도 간의 차이가 생화학적 측정 방법인 코티졸 수준과 가장 상관성이 높음을 알 수 있었다. 현장에서 실시간으로 사용이 곤란한 생화학적 방법을 제외하고, 실시간으로 현장에서 비침습적으로 측정 가능한 생체지표로는 HRV와 피부온도와 심부온도의 차이가 최적이었다. 현재 기술 개발되어 건강검진센터 등에서 스트레스 측정에 사용되는 자율신경 관련 바이오계측기는 모두 HRV를 이용하는 것이다. HRV 측정치는 개인 간 차이가 커서 혈압처럼 정상범위를 산정하여 스트레스 수준을 판정하기 곤란하다. 누적된 개인 데이터를 누적해서 개인별 정상범위를 산출하는 것이 오히려 신뢰도를 높이는 방법이었으며 일정 시점에서 개인의 스트레스 수준은 HRV 변화량으로 측정하는 것이 적절하였고, 여기에 심부와 피부온도 차이로 보정해줄 때 더욱 신뢰도를 높일 수 있었다.

개인의 피로 수준 역시 정량화하는 것은 쉽지 않다. 물론 수면 부족이나 육체적 활동으로 인해 유발된 피로는 스트레스를 동반하고 이때부터는 스트레스 수준과 피로의 수준을 구분하기 힘들다. 일부의 외국기관에서는 피로 수준 산출식을 만들어 적용하기도 한다. 피로 수준 산출식에는 지난 일주일 동안의 수면시간, 전일의 수면시간, 연장된 근무시간의 길이와 일주성 주기에 변화를 주는 근무시간인 이른 새벽과 야간근무 등에 차등 가산점을 부여하여 만들어졌다. 그러므로 스트레스나 피로 대처 방법의 적용 자체도 개인의 절대적 피로수준에 근거한 것은 아니고 상대적 휴식과 근무시간에 근거하여 스트레스나 피로 대처 방법을 제공할 수밖에 없는 한계가 있다.

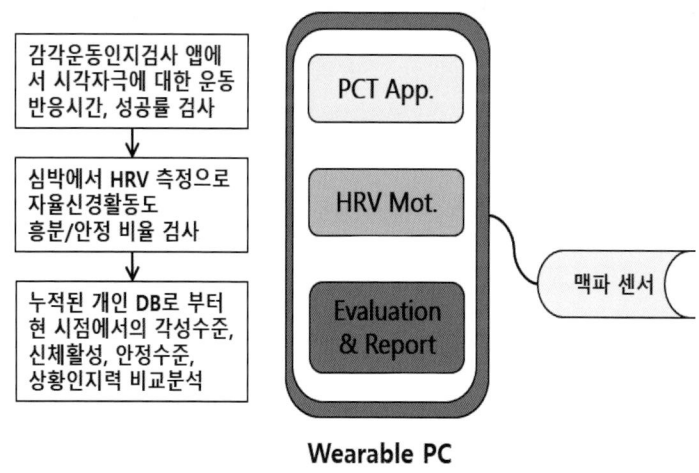

스트레스 수준의 측정

같은 스트레스 유발 상황에서도 개인이 체감하는 스트레스 수준 차이가 분명할 뿐 아니라 같은 스트레스 수준에서도 생리적 신호에서 차이가 크기 때문에 스트레스나 피로의 위험 수준을 나타내는 객관적이고 범용의 기준을 찾아내는 것은 쉽지 않다.

스트레스 수준에 따라 변화하는 생체지표를 찾아냈지만 측정값에서 개인 간 차이가 너무 커서 정상범위나 이상범위를 추출하지 못한다면, 생체신호에서의 개인차를 극복할 수 있는 상대적 값으로 정량하는 새로운 방법이 모색되어야 한다. 스트레스를 나타내는 생리적 신호의 반복된 측정으로 개인별 정상범위를 먼저 산출하고 새로운 측정 시점에서 개인의 스트레스 수준을 제시하는 방법을 고안하였다. 안정된 시기에 측정된 값을 기준으로 스트레스 수준이 상승된 시기 측정된 값의 변화량이 스트레스의 상대적 수준이 되는 것이다. 데이터베이스를 이용하여 개인의 데이터를 누적하고 변화량을 분석하여 위험수준을 구분하는 기준을 만들고 적절한 스트레스나 피로 대처 방법을 찾아 적용하는 맞춤식 방법의 도입이었다.

고 위험 환경 종사자와 같이 개인의 스트레스와 피로 수준이 안전에 미치는 영향이 큰 경우 맞춤식으로 매일 생리적 안정수준을 모니터링 할 수 있다. 생리적 안정을 측정하는 지표로는 누적 피로와 각성 수준을 나타내는 감각운동경계검사, 흥분과 안정을 나타내는 HRV, 그리고 누적된 스트레스와 피로가 결합된 심부온도와 피부온도 차이의 조합으로 알고리즘을 만들어 판정하는 방법을 그림과 같이 적용할 수 있었다. 스트레스와 피로 측정도구가 높은 신뢰도

제6장. 스트레스에 대한 재미있는 연구들

를 갖추고 스마트기기 버전으로 만들어져 일반인들이 자신의 건강을 위해 손쉽게 활용할 수 있는 시기가 곧 도래하리라 믿는다.

> 스트레스는 본인의 평소 생활패턴 수정으로 적절히 관리할 수 있다.

03 총상보다 무서운 전쟁증후군

최근의 전쟁이었던 이라크 전쟁에서는 전쟁에 참전한 군인 중에 폭탄 테러나 전투에서 희생된 군인보다 자살을 한 군인이 많다는 보도가 나올 정도로 참전 스트레스는 엄청나다. 그래서 혹자는 전쟁터에서의 자살이나 불안정한 사건에 의한 사고사를 총상 없는 전사자라고 한다. 전쟁이 만들어낸 희생자라는 뜻이다. 총상 없는 전사자 이외에 부상자도 많다. 전쟁 후 참전 군인들이 예상하지 못했던 만성질병에 시달리고 그 고통을 호소하는 일이 빈번해지면서 이들에게 나타났던 각종 질병과 증상들이 모아지고 그 원인과 치료에 관심을 가지게 되었다. 특히 걸프전은 단기간(39일간 공중작전, 4일간 지상 작전)에 수행된 전쟁이었음에도 불구하고 참전 군인들은 전쟁 후 갖가지 만성의 질병과 원인 불명의 이상증상들로 고통을 받았다. 걸프전 참전 군인들이 겪은 이상 증상들에 의한 특이 질병을 걸프전쟁증후군(Gulfwar Syndrome)이라 한다. 보고된 증상들로는 만성피로, 두통, 수면장애, 근육 및 관절 통증, 집중력 저하, 강박증, 우울증 등의 생리적, 정신적 이상증상들과 함께 기형아의 출산과 가정불화의 증가 등 전반의 사회생활 장애를 포함한다.

전쟁증후군의 원인으로 생각되는 위험요소(risk factor)로는 화생방 무기, 백신 및 해독제, 제초제, 스트레스, 급작스런 환경변화 등이다. 다양한 무기체계를 갖추고 수행되는 현대전에서 더욱 복합화된 위험요소들이 상존하며 그에 따른 전쟁증후군도 더욱 다양하게 나타날 것으로 예상된다. 무기류에 의해 직접 상해를 당하지 않았어도 모든 걸프전 참전 군인들은 죽음에 대한 공포와 화생무기에 대비한 백신의 접종, 미리 투여된 신경가스 해독 상승제(Pyridostigmine Bromide), 화염에 의한 유해물질 등에 노출되었고 개인에 따라 정도의 차이는 있으나 예상치 못한 증상들이 그들에게 나타난 것이다. 그러나 미국 대통령 자문위원회는 많은 위험요소들이 존재함에도 불구하고, 위에 언급된 많은 위험요소들이 참전 군인들에 나타난 질병이나 이상증상들과 직접적 연관성이 없다고 결론을 내렸다. 그러나 조사에서는 위험요소 상호간 시너지 효과를 예측할 수 없었음을 고백하고 있다. 결국 전쟁증후군은 전쟁수행과 관련된 임무 수행 과정에서 직접 또는 간접적으로 노출된 심한 스트레스의 영향으로 귀결되는 양상이다.

전쟁증후군은 최근의 문제만은 아니었다. 제1, 2차 세계대전 참전 군인들에게서도 보고된 바 있다. 그 당시 전쟁관련 증상들은 심장증후군(heart or effort syndrome)으로 요약되어질 수 있다. 전쟁 수행 중 많은 군인들이 부상이 없었음에도 가슴 통증, 심계항진(palpitations), 짧은 호흡으로 후송되었고 이들에게 있어 피로, 두통, 어지럼증, 집중력 장애 등의 증상들이 동반되었다. 심장증후군은 전쟁 수행 중 유발된 신경쇠약과 누적된 신체적 피로감이 그 원인이라 할 수 있으며 궁극적으로는 정신적 요인에 의한 질병이라는 것을 그 치료 효과로부터 쉽게 유추할 수 있었다. 약물에 의한 치료보다는 의료진의 보살핌 속에 운동과 정신적 안정에 중점을 둔 재활 치료가 더 효과적이었기 때문이다. 1차 대전 후 영국에서는 4,400명의 참전 군인이 심장증후군 판정에 따라 연금을 받았다.

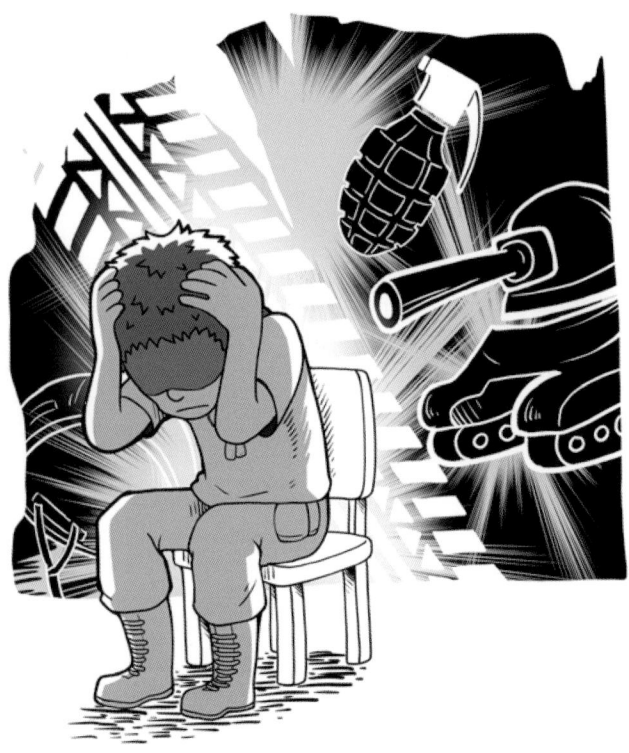

베트남전 후에 알려진 전쟁 관련 질병은 외상후 스트레스 증후군(Post-traumatic stress disorder, PTSD)이다. 전투 스트레스 반응이 심한 정신적 스트레스에 의한 단기적 반응이라면 PTSD는 장기적으로 나타날 수 있는 스트레스 반응 또는 영향(long-term effect)이라 할 수 있다. PTSD 환자들은 전투 스트레스 반응과 같은 증상들을 보이며 추가적으로 근육 및 관절 통증 등의 부가된 증상을 나타낸다. PTSD는 자연재해 또는 비행사고 생존자들과 같이 극도의 정신적 스트레스에 노출되었던 사람들에서도 동일하게 나타나는 정신적 질환으로 알려져 있다.

심장증후군부터 걸프전증후군까지 공통된 특징은 보고된 증상들의 유사성을 들 수 있고, 공통의 증상들, 피로, 두통, 짧은 호흡, 수면장애, 집중력 저하 등은 참전 군인들에게서만 특이하게 나타나기보다는 오히려 정신적 스트레스를 많이 받는 사람과 PTSD로 고통받는 사람에게 있어서 공통적으로 나타나는 증상들이란 것이다. 여러 선진국에서는 참전 군인들의 건강문제에 깊은 관심과 이해를 가지고 전쟁증후군을 연구해 왔으나 정신적 스트레스가 신체적 변화로 전환되는 과정에서 나타나는 심한 개인차의 원인을 규명하는 연구에는 소홀했다. 거의 같은 증상들이 제1차 세계대전부터 걸프전까지 반복되었고 새로운 증상들만 거기에 추가되었다. 새로운 화생방무기체계가 만들어지고 그것들에 대비하기 위해 해독제와 해독제의 효과를 증진시키는 상승제(enhancer)가 투여되었다. 결국 새로운 화학물질 노출이라는 새로운 전쟁증후군의 위험요소가 추가된 것이다. 전장에서 얻을 수 있는 직접 상해와 더불어 극단의 스트레스에 의해서 얻을 수 있는 전쟁증후군 혹은 증상들에 대한 원인과 대책이 계속적으로 연구되어야 하고 진단을 위한 표준 등이 시대의 복잡성과 참여한 전쟁의 특성을 고려하여 만들어져야 할 것이다. 참전 군인들에 있어 죽음에 대한 공포와 같은 정신적 스트레스는 화생방 무기의 출현과 사용으로 더욱 증가될 것으로 추정된다. 그러므로 정신적 스트레스의 완화 연구는 전투력 보존에 중요할 뿐 아니라 전쟁증후군 피해자의 감소 및 증상 완화로 전후 비용과 국민 화합에도 도움이 될 수 있다. 해독제의 개발과 사용에 있어서도 스트레스 반응과의 시너지 효과 등이 검증되어야 하며, 전쟁증후군 판정에서의 표준도 만들어지고 새로운 위험 요소가 병합될 때마다 수정보완 되어야한다.

> 전쟁증후군, PTSD의 치료도 중요하나 예방과 회피 방법에 대한 연구가 필요하다.

04 스트레스와 피로 완화를 위한 약물

스트레스와 피로 완화를 위해 사용될 수 있는 약물은 향정신성 의약품들이다. 향정신성 약물은 크게 안정제(Tranquillizers), 진정제(Depressants), 흥분제(Stimulants), 그리고 환각제(Hallucinogens)로 구분 할 수 있다. 그러나 정신 약물의 구분은 일반적인 분류일 뿐 각각의 약물마다 효능이 여러 가지이고 서로 중첩되거나 연합되어 효능을 가지는 경우가 있다. 실제 적용에 있어서는 진정제와 각성제가 순차적으로 이용될 수 있고, 또한 연합영역에 있는 약물의 독립적 사용도 가능하다. 공포와 불안 그리고 지나친 긴장 상태의 이완을 위한 약물로 진정제나 안정제가 사용될 수 있으며, 피로나 스트레스, 우울상태를 개선하기 위해서 각성제, 특히 인지기능 개선물질(Eugeroics)이 사용될 수 있다. 또한 불안전하고 불규칙한 수면과 각성주기 개선을 위하여 진정제 또는 안정제와 각성제가 번갈아 사용될 수 있다. 그러나 대부분의 향정신성 의약품은 정도의 차이는 있으나 의존성과 내성, 즉 중독성을 가지고 있어 반복 사용이나 장기간 사용 시 문제를 야기할 수 있다. 전쟁과 같이 극한의 상황에서 각성이나 임무수행 능력 향상을 위해 사용된 약물의 사례는 안데스 고대 문명에서 사용된 코카나무 잎이나 일본제국 당시 가미가제 특공대에 사용된 것으로 알려진 히로뽕에서도 찾을 수 있다. UN연합군은 아프가니스탄 전쟁이 장기화 되면서 전투조종사에게 항우울증 약물인 암페타민을 처방한 사실이 있으며, 이라크 전쟁에서 미군은 2005년 이후 장거리 폭격 임무 조종사와 전투지역

경계병에게 모다피닐(Modafinil)이라는 잠깨는 약(waking drug)의 제한적 사용을 승인한 바 있다.

정신적 스트레스를 많이 받는 사람과 외상 후 스트레스 증후군(PTSD)으로 고통 받는 사람에게 있어서 공통적으로 나타나는 증상은 피로, 두통, 수면장애, 집중력 저하 등이다. 정신적 스트레스에 대한 민감도는 개인차가 크고, 다른 질병과의 상승효과까지 고려할 때 개인적 편차가 증폭될 수 있다. 공포와 불안 등 정신적 스트레스가 다른 질병과 연합되어 상승 혹은 감퇴의 과정을 거치며 다양한 병리적 증상으로 나타나고 약물의 처방도 사례마다 매우 다르게 적용되어 공포, 불안 해소와 같은 정신적 스트레스 완화 약물은 보편화하여 설명될 수 없다. 일반 불안장애 약물로는 세로토닌 수용체 억제제(SSRI) 일종인 로라제팜이나 프로작이 있으며, 기분 향상 효과가 보고된 유제로익스(Eugeroics)와 암파카인(Ampakine) 계통의 모다피닐과 CX717의 사용도 가능하다.

그러나 경계성 증상일 때 약물로서 정신적 스트레스를 완화하려는 시도가 없었고, 정신적 스트레스가 신체의 구체적 증상으로 나타날 경우 약물 처방 등 정신과적 처방이 되었으므로 불안이나 스트레스의 완화를 위한 약물의 적용은 아직 체계적이지 못하다. 결론적으로 불안, 공포, 정신적 스트레스의 대처를 위해 사용되는 보편적 약물은 없고 증상의 경중에 따라 개인별 치료에 의존한다. 스트레스 완화를 위한 약물의 사용은 개인의 상태에 따라 달라지며 인지행동 치료를 병행하는 것이 효과적일 수 있다.

제6장. 스트레스에 대한 재미있는 연구들

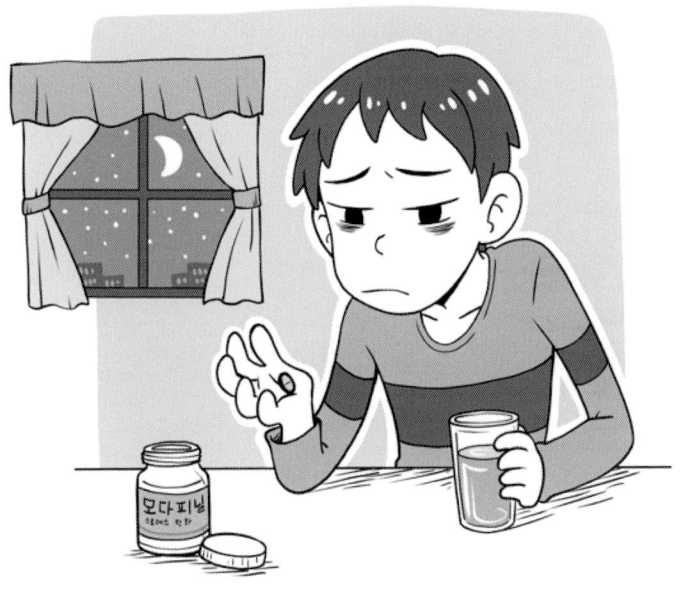

잠 깨는 약으로 승인된 모다피닐은 각성을 높이는 효과(waking effect) 이외에 기분 향상(mood-brightening)과 기억력 향상(memory-improving) 효과도 보고되어 있다. 모다피닐은 수면 부족 없이 정상적 생활을 하는 사람들에게 투여했을 때 과제 수행능력을 향상시켰으며 암페타민과 비교해서 더욱 효과적이었다. 또한 우울증으로 인한 무기력감과 피로도가 높은 사람에게 항우울제의 첨가약물로서 모다피닐이 처방되었을 때 피로해소와 우울증 완화 효과가 있었다. 각성 효과 뿐 아니라 기분향상과 피로 경감 등의 작용은 모다피닐을 스트레스 완화를 통한 과제

수행 능력 향상 약물로서의 가능성을 기대하게 한다. 모다피닐에 의한 각성도의 증진은 행동적 각성, 기능적 상태, 건강관련 삶의 질 증진으로 이어진다. 극한 환경 노출과 암과 같은 난치병 진단과 치료에 의해 상승된 무기력과 피로 수준은 모다피닐에 의해 낮아질 수 있고 집중도의 증가, 반응성 증대로 피로 감소, 개인의 만족도 증진과 활력 유지 등으로 이어질 수 있다. 필자는 잠 깨는 약물로 승인된 모다피닐의 인지행동 개선 효과와 스트레스 완화효과를 규명한 바 있다. 전문의약품으로 승인된 약물을 이용하여 스트레스 완화와 피로완화 약물로의 활용 가능성을 신경면역학적 기법을 통해 규명한 결과였다. 모다피닐이 독립적으로 기억과 학습 기능을 향상시키지 못했으나 스트레스에 의해서 기억의 생성능력이 감퇴될 때 이를 억제하는 효과를 나타내었다. 모다피닐은 혈중 스트레스 호르몬 수준을 상승시켰으나 스트레스에 의해 이미 상승된 스트레스 호르몬 수준은 낮추었다. 또한 면역기관인 비장에서 스트레스와 무관하게 노어에프네프린(NE), 도파민(DA), 세로토닌(5HT) 수준을 상승시켰다. 그러나 모다피닐은 수면결핍 스트레스에 의해 증가되는 혈중 염증지표(CRP) 수준을 낮추지 못했다. 그리고 모다피닐은 염증 증가에 의한 면역반응 유도 지표로 검사한 인터페론 감마의 상승을 방해하고, 식중독 원인 세균인 리스테리아에 대한 저항력을 약화시켰다. 결론적으로 모다피닐이 각성 증진효과를 나타내고 스트레스에 의한 기억과 학습능력 저하를 완화하였으며, 스트레스 수준을 일부 완화하였지만, 수면결핍 스트레스에 의한 염증 증가를 낮추지 못했고 오히려 염증증가에 따른 면역반응의 유도를 지연시켜 박테리아 감염에 대한 저항력을 약화시키는 결과를 초래하였다. 잠이 오지 않을 뿐 아니라 기억력과 기분까지 좋아진다는 이 약물이 잠을 자지 않음으로서 동반되는 면역기능 저하를 막지 못한다는 결론이다. 특히 어린 학생들이 잠을 자지 않을 목적으로 복용하는 것은 근본적으로 차단할 필요가 있다.

인지기능 향상 약물로 알려진 스마트(Smart drug) 시장이 점점 확대될 것으로 예측된다.

05 스트레스 반응에서의 개인차

같은 스트레스 유발원이 같은 강도로 다가와도 개인마다 스트레스 반응의 수준은 각기 다르고 대처하는 방식에서도 차이가 난다. 이러한 차이는 유전적 특성을 반영하며 성격형성 과정에서 외부 환경 변화에 대처하는 방식이나 낯선 환경에 적응하는 방식에서의 개인차가 스트레스 대처에서의 개인차로 표현될 수 있겠다. 낯선 환경에 적응하는 특성 또한 개인의 고유한 특성으로서 유전적 특성이 일부 반영되고 부모와의 애착관계 등 어린 시절 경험하는 사회화 과정에서의 차이가 반영된 결과로 해석된다. 낯선 환경이나 외부 환경의 갑작스런 변화에 적응하는 과정은 인간이나 동물의 고유한 특성으로 파악되고 있다. 낯선 환경에서 보이는 행동 특성은 일생 동안 변하지 않는 특성 중의 하나로 여겨지며 동물이나 인간 모두에서 불안지수와 연관을 가진다. 동물의 경우 낯선 환경에 노출 되었을 때 탐색하는 행동에서 동물마다 매우 다른 양상을 보이는데 불안지수가 높고 스트레스 수준이 높을 경우 벽을 따라 주변을 맴돌면서 더 많은 움직임을 나타내는 반면, 상대적으로 불안과 스트레스 수준이 낮은 경우 중앙부를 포함한 개방된 전체 지역을 돌아다니면서 운동량은 상대적으로 적은 행동 특성을 보인다. 특히 젖먹이 시절에 낯선 환경에서 나타내는 높은 불안유사 행동은 성체가 되어서 뇌하수체 암의 유발과 정적인 상관이 있었으며, 질병에 대한 저항력 약화와 그로 인한 수명의 단축과도 연관이 있었다.

인간의 경우 낯선 환경에서의 행동 특성과 질병의 연관성을 연구한 사례는 없으나 낯선 환경 적응행동에서의 개인차는 얼마든지 관찰할 수 있다. 부모와 떨어진 공간인 학교에서 학생들의 적응 행동도 개인차가 존재한다. 여기서의 개인차는 불안 수준과 연관이 되며 불안이 해소되지 않을 때 스트레스 수준이 상승하게 된다. 학교에서 불안이 높은 아이는 많은 아이들이 머물고 어울리는 장소가 아닌 노출이 적은 주변 지역에 머무는 시간이 많고 혼자서 복도를 지날 때 중앙보다는 벽을 따라 이동하는 등 조심스러운 모습을 나타낼 수 있다. 불안이 해소되지 못하고 지속되면 이러한 행동 특성은 더욱 심화될 것이고 스트레스 수준 또한 높아질 것이다. 인간이나 동물에게 있어 불안 수준과 연관을 가지는 낯선 환경에서의 불안유사 행동이 개인의 고유한 특성이고 평생 동안 유지되는 것으로 행동과학자들은 의견을 가지고 있으나 인간에게는 극복 가능한 특성이라 여겨진다. 극복이라는 기준이 모호하지만 일정 수준의 불안을 극복하고 스트레스 반응을 유발하지 않을 수 있다는 것이다. 가슴이 두근거리고 떨려서 의도한 일 하지 못하고 스트레스를 받던 상황이 심신수련 과정이나 불안극복 경험을 통해서 떨리는 것이 줄어들고 좀 긴장은 되지만 스스로 의도한 일을 해낼 수 있는 자신감을 얻고 그것 때문에 스트레스까지 받지는 않는 상황으로 반전될 수 있다는 뜻이다. 우리는 IMF 시절 골프여제로 화려하게 등장해서 좌절하고 있던 전 국민에게 큰 힘을 주었던 박세리 선수의 훈련과정에 대한 이야기를 기억할 것이다. 박세리 선수의 부친은 어린 박세리 선수의 담력을 키워주기 위해 캄캄한 밤에 공동묘지에서 훈련시켰다고 한다. 박세리 선수에게 낯설고 두려운 상황이 극복 가능한 경험으로 자리한 것이다. 개인의 평소 불안과 스트레스 수준에 영향을 주는 두 요인 중 유전적 특성은 어쩔 수 없다하더라도 불안과 스트레스의 극복 경험을 통해 불안과 스트레스 수준 조절이 가능하다.

어린 시절 경험한 학대나 부모로부터의 분리와 같은 극심한 외상은 불안과 스트레스 반응을 유발하는 발화점을 낮추어 다른 사람에게는 어떤 감정적 생리적 변화를 일으키지 않는 일상의 자극에 격하게 반응하는 특성을 내재시킬 수 있다. 의도하던 의도하지 않던 간에 직면한 불안상황이나 스트레스를 스스로 극복한 경험의 누적은 불안이나 스트레스 상황에 노출되었을 때 민감도를 낮추어 분노나 적대감을 상대적으로 감소시킨다. 어린이를 양육하는 과정에서 부모나 선생님들은 우리 아이가 직면한 환경 또는 시련이 아이 스스로 극복할 수 있는 수준으로 판단될 때는 스스로 극복하게 배려하여 경험을 축적시킬 필요가 있다. 스스로 극복할 수 없는 상황이라 판단되면 적절한 수준까지 개입하여 지지를 보내며 나머지는 스스로 극복하도록 유도하는 것이 장기적으로 불안 수준을 낮추고 스트레스에 대한 민감도를 낮추는 길이 될 것이다. 여기서 중요한 것은 극복 가능한 수준부터 경험을 하는 것이다. 모두가 공동묘지에서 훈련할 수 있는 것이 아니며, 극복하지 못할 자극은 오히려 자극에 대한 민감도를 높이고 자극 자체가 외상이 될 수 있다. 낯선 상황이나 시련에 대한 직접 경험만이 불안과 스트레스 수준을 낮추는 것은 아니다. 다른 사람의 삶을 통해 경험하거나 여러 가지 경험을 융합하여 새로운 상황에 대한 대처능력을 채울 수 있다. 어려운 상황을 극복한 타인의 경험을 책과 미디어를 통해 간접적으로 얻을 수 있다. 직접경험과 간접 경험 모두 수시로 다가오는 곤란한 상황을 헤쳐 나갈 수 있는 잠재력으로 자라나서 나를 평화와 안녕으로 이끌 것이다.

> 이길 수 있는 승부를 자주하면 큰 승부에서의 두려움을 극복할 수 있다.

06 왼손잡이와 오른손잡이의 스트레스

고대에서부터 왼손의 사용은 동서양을 막론하고 금기사항이 되어왔다. 고대 그리스 로마 시대에 왼손잡이는 흔한 사우나에 출입이 금지되었고, 동양에서는 어린 아이가 왼손을 사용할 경우 손을 묶어서라도 왼손 사용 습관을 고쳐주려 노력했다. 그럼에도 불구하고 인류에게 있어 왼손잡이가 전체 인구의 10%를 차지하는 구성 비율은 변하지 않는 것으로 알려져 있다. 고대 서양에서 왼손잡이에게 사우나 출입을 금지시킨 것은 악령과 연관이 있으며, 동양에서 이와 유사한 이야기는 전해지는 것이 없지만 세상의 도구가 오른손 위주로 되어 있을 뿐 아니라 주류사회에서 이탈되는 것을 극히 꺼려한 부모의 자식사랑이 바탕이 되어 왼손 사용을 극히 금지한 것으로 여겨진다. 그러나 고대에서 내려오는 동서양의 공통된 금기사항은 질병내지는 사회적응과 연관이 깊음을 유추할 수 있고, 이는 스트레스와 연관이 있음을 아울러 상상할 수 있다. 우리는 사회적응이 불리할 수밖에 없는 왼손잡이의 생존율이 오른손잡이와 차이가 없고 오랜 세월 10%를 유지해 온 이유에 대해 의문을 떨칠 수 없다. 저자는 오랜 시간 이러한 의문에 답을 찾기 위해 연구를 해왔다. 조사와 사례 연구를 통해 어떤 연구자는 왼손잡이가 고대부터 오랜 세월 원래의 비율을 유지할 수 있었던 이유를 창이나 칼을 가지고 대결하는 싸움에서의 유리함 때문이라고 주장하였다. 인류의 90%가 오른손잡이기에 오른손잡이는 대부분 오른손잡이와 대결 연습을 하고 그에 따라 오른손잡이와의 싸움에 익숙한 반면, 왼손잡이와는 연습 기회가 드물어 어색할 수밖에 없고 늘 왼손잡이와의 싸움은 부담스럽다. 한편 왼손잡이는 평소 대부분 오른손잡이와 연습을 하고 그에 따라 오른손잡이와의 싸움에 익숙하고, 역시 왼손잡이와는 연습 기회가 드물어 낯설고 싸움 또한 익숙하지 않다. 결국 오른손잡이와 왼손잡이가 맞붙는 싸움에서 왼손잡이가 유리할 수밖에 없다. 대결에서 왼손잡이의 유리함이 왼손잡이 비율 유지의 원동력이라는 것이다. 이 연구자는 현대 스포츠에서 왼손잡이 선수 구성을 통해 그의 결론을 설명하고 있다. 상대를 마주보며 경기하는 야구, 탁구, 복싱 등의 경기에서 왼손잡이는 인류의 평균 왼손잡이 구성보다 많은 30% 정도이며, 마주보고 경기를 하지 않는 골프 같은 경우 왼손잡이 구성 비율이 오히려 10%를 밑도는 선수층을 가지는 것이 그의 주장을 반증한다는 것이다.

물론 칼과 창에 전적으로 의존하는 전쟁에서 우세 손잡이가 무시될 수 없는 요소이겠으나 저자는 다른 곳에서 왼손잡이 비율 유지의 이유를 찾아왔다. 손잡이의 비대칭성이 뇌 기능의 비대칭성과 연관을 가진다는 것은 상상 가능한 일이었다.

겸손한 스트레스 오만한 치유

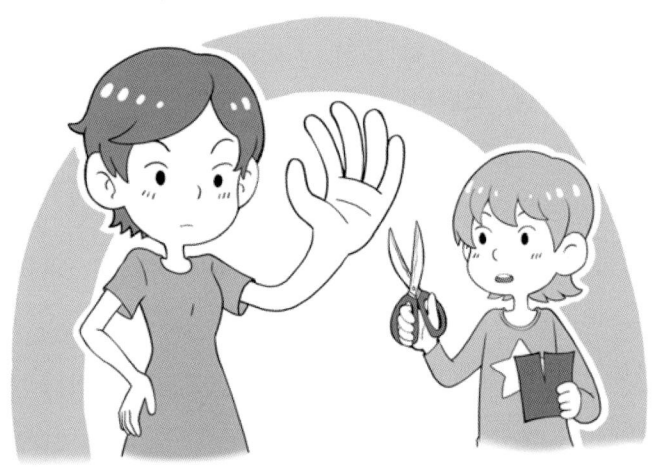

뇌 기능의 비대칭성이 면역기능에서의 차이와 질병에 대한 저항력의 차이로 연결되기에 왼손잡이 비율 유지의 이유가 우세 손잡이와 면역기능 사이에 어떤 연관성이 존재할 것이라는 가정에서 시작했다. 이러한 가정이 갑자기 나온 것은 아니고 1982년에 하버드 대학의 교수팀이 왼손잡이가 편두통이나 면역질환에 취약하다는 논문을 발표한 바 있었다. 영국의 글래스고에는 주민 중 약 10%의 왼손잡이가 있는데 지역병원에 입원한 환자 중에서 왼손잡이 환자는 평균 12% 정도로 유지된다는 것이었다. 통계처리에 오류가 있다는 주장도 있으나 왼손잡이와 오른손잡이 사이에 질병에 대한 저항력에서 차이가 날 수 있다는 의문을 제기한 것이다. 또한 프랑스의 연구팀은 동물실험에서 인위적으로 좌우 뇌 반구에 비대칭으로 손상을 주고 면역기능의 변화를 연구하여 보고하였다. 좌반구에 손상이 있었던 생쥐는 면역력이 급격히 떨어진 반면 우반구에 손상을 입은 생쥐는 면역력에 변화가 없던지 오히려 좋아졌다는 것이다. 결론적으로 좌반구는 면역력의 발현과 연관이 있고, 우반구는 면역력을 억제하던지 아니면 관계가 없다는 유추가 가능하다. 좌반구의 우세는 오른손잡이와 연관이 되고 우반구의 우세는 왼손잡이와 연관이 되므로 오른손잡이가 왼손잡이보다 면역력이 우세하단 해석이 가능하다. 그 이후 유사연구들이 실험동물을 통해 진행되었으며 결과는 실험동물의 종류나 왼손잡이와 오른손잡이를 선별하는 방식에 따라 달라졌고 왼손잡이와 오른손잡이가 면역력에서 차이가 있음은 인정되나 해석에서의 우열은 확실하게 구분할 수 없었다. 게다가 왼손잡이와 오른손잡이 사이의 평균 수명에서 유의한 차이가 없다는 것이 분명해 보였다. 저자는 스트레스가 없는 상황을 연출하고 실험동물인 생쥐에서 왼손잡이와 오른손잡이를 구분하는 새로운 방법을 사용하였다. 야행성동물인 생쥐의 야간 활동을 모니터링 하여 생쥐들을 주로 왼쪽으로 선회하는 집단과 오른쪽으로 선회하는 집단, 그리고 일정한 방향 없이 선회하는 집단으로 구분하였다. 네 발로 움직이는 생쥐의 자발 행동에서 왼쪽선회 선호는 오른쪽 앞발의 근육 힘이 상대적으로 우세하다는 것이고, 오른쪽 선회 선호는 반대로 생각할 수 있을 것이다. 이렇게 나누어진 집단에서 면역반응 차이, 그리고 박테리아 감염에 의한 생물학적 스트레스, 그리고 감염된 세균에 대한 방어능력을 시험하였다.

박테리아 감염에 초기 오른쪽 선회선호 생쥐들의 혈청 스트레스 호르몬은 약간 증가하는 반면 왼쪽 선회선호 생쥐들의 혈청 스트레스 호르몬은 감소한다. 이는 스트레스 반응의 주경로인 시상하부-뇌하수체-부신으로 이어지는 조절 축의 활성화가 뇌로부터 비대칭적으로 조절되고 있다는 증거일 수 있다. 또한 상대적으로 낮은 수준의 스트레스는 쥐의 오른쪽 전전두엽보다 왼쪽의 전전두엽에서 도파민의 신호 활성을 높이고, 반대로 강한 스트레스에서는 오른쪽 전전두엽에서 더 높은 도파민 신호 활성과 연관 되었다. 박테리아 감염과 같은 생물학적 스트레스에서 초기 스트레스 반응은 면역 반응을 시작하는데 도움이 되며, 이때 스트레스 반응에 의해서 초기 염증반응이 시작되고 혈중의 백혈구가 박테리아와 싸우기 위해 이동하고 분화하는 것을 돕게 된다. 즉 빠른 스트레스 반응은 박테리아에 대한 저항과 방어에 도움이 되고 빠른 회복을 가능하게 한다. 즉 오른쪽으로 선회선호를 나타내는 왼손잡이가 스트레스에 민감하고 낮은 수준의 세균감염과 같은 약한 생물학적 자극에 대하여 빠른 대응 능력을 나타낼 수 있었다. 반면 상대적으로 강한 수준의 스트레스에 대해서는 오른손잡이와 왼손잡이의 유의미한 차이가 없었다. 스트레스 반응에 민감한 왼손잡이가 스트레스 호르몬의 빠른 상승으로 면역반응을 빠르게 시작할 수 있으나, 강하게 지속되는 스트레스는 스트레스 호르몬 수준을 지속적으로 상승시켜 세균에 대응하고 있는 면역세포를 조기에 사멸시키는 부정적 조절로 세균에 대한 저항력을 약화시킨다. 한편 왼손잡이와 오른손잡이 사이의 면역력 차이는 처음 찾아오는 질병에 대해서는 차이가 있었으나 두 번째 부터는 차이가 없었다. 결론적으로 평소 긴장 수준이 높은 왼손잡이가 오른손잡이보다 가벼운 질병에 강할 수 있으나 생명을 위협하는 중병이나 반복된 질병에는 차이가 없었다. 뇌에 의한 면역조절은 일상의 감염에 대응하는 고유면역력 유지에 제한적으로 영향을 주는 것이다. 바꾸어 말하면, 기억된 항원에 대한 면역 반응에서 뇌의 개입은 상대적으로 미미하다. 즉 성인의 경우 주변 세상에 있는 대부분의 세균과 한 번 이상씩 만났던 경험이 있고 면역기억으로 남아 있어 왼손잡이 오른손잡이의 면역기능 차이는 미미할 수 있다. 우세 손잡이와 관계없이 평소 건강지표인 고유면역력만 잘 유지하면 세균감염을 현저히 줄일 수 있고 질병에서 자유로울 수 있을 것이다. 고유면역력은 부유 세균을 최초로 만났을 때의 기본 면역력으로 이해하면 된다.

긴장감 있는 삶이 면역력을 깨운다.

부록: 스트레스의 생리적 이해

스트레스는 뼈 속까지 나의 편이다

앞 장에서 스트레스 대응체계는 나에게서 완전히 배제되어야 하는 존재가 아니라 필요하기 때문에 내 몸에 심어 놓은 것이므로 본연의 역할을 다하게 관리하는 것이 중요하다고 강조하였다. 여기서는 스트레스를 좀 더 생리적으로 해석하여 건강과의 연관성을 중심으로 설명한다. 일반 독자가 이해하기 힘든 전문적 설명이 일부 포함되어 부록으로 편성 하였지만 건강과 치유에 관심이 있는 독자라면 충분히 따라 갈 수 있을 것이다.

부록: 스트레스의 생리적 이해

01 생리적 반응으로 이해하는 스트레스

일시적 스트레스에 의한 몸의 변화를 이해하려면 절대강자인 포식자를 만난 피식자를 생각하면 쉽게 이해될 수 있다. 어느 날 한 마리의 송아지가 풀을 뜯다가 덩치가 매우 큰 호랑이를 만난 상황을 가정하자. 그 순간 송아지가 직면한 피할 수 없는 상황이 급성의 스트레스에 노출된 극명한 사례이다. 호랑이와 마주친 송아지의 신체 변화가 급성 스트레스에 의한 신체 변화의 이유를 잘 설명해 준다. 우선 송아지에게는 삶을 포기하는 것과 최선을 다해 이 위험한 상황에서 벗어나는 것, 두 가지 선택이 주어진다. 위험한 상황에서 벗어나는 것에도 두 가지 방법이 있다. 첫 번째 방법은 죽기 아니면 살기로 맞서 싸우는 것이요. 두 번째 방법은 호랑이에게서 멀리 도망가는 것이다. 위의 세 가지 경우를 놓고 몸이 어떻게 반응 할 것인가를 예측해 볼 수 있다. 삶을 포기할 경우 몸과 마음은 더 이상 협응을 하지 않으며 비정상적 상황에 빠질 것이다. 우선 초기에는 나약하고 의미 없는 소리를 내거나 몸이 일시적으로 움직이지 않는 상태(freezing)를 반복하게 된다. 산 속에서 곰을 만난 사람이 죽은 체 하여 살아났다는 동화 이야기를 떠 올릴 수 있는 사실이기도 하지만 이러한 행동은 극도의 두려움 때문에 나타나는 행동 특성으로 동물 고유 행동 중의 하나이다. 포기는 결국 의지의 박약으로 의식을 잃거나 의식이 있더라도 운동실조로 주저앉아 버리는 등 이미 죽은 목숨이나 마찬가지의 상태가 되어 버린다. 반대로 싸우거나 도피를 시도하는 적극적 의지를 가졌을 때는 몸에서 다른 양상의 반응이 나타난다. 교감신경은 스트레스 상황에서 몸의 대응을 매개하게 되는데 위험한 상황을 인지하면 바로 몸의 털을 세우고 모든 감각기관을 열어 주변의 정보를 얻으려 시도한다. 이어서 몸은 에너지의 최대 출력을 위해 심박출량을 늘리고, 혈압을 상승시키며, 호흡량을 늘리고 근육의 수축력을 높여 싸움에 대비하던지 아니면 상황 탈출을 위한 도피준비를 한다. 여기서 재미있는 사실은 머리털을 포함하여 몸에 있는 털을 세우는 과정이 먼저 일어나는 것이다. 인간에게 있어 몸의 털을 세우는 과정은 소름이 돋는 것과 닭살이 돋아나는 것으로 이해하면 되고, 이와 같은 현상은 동물이 목숨을 건 싸움을 하기 전 기선을 제압하기 위해 털을 세우고 공격 자세를 취하는 것과 같다. 물론 진화의 과정에서 몸에 있던 털은 대부분 사라졌지만 위협적인 상황에서 나오는 행동양상은 아직 사라지 않은 것으로 해석한다. 실제로 털이 많은 동물들이 공격 행동을 시작하는 상황에서 특유의 공격 자세와 털을 세우는 모습을 확인할 수 있다. 복어가 배를 부풀리는 행동과 몸집에 비해 입이 큰 개구리가 공격을 받을 때 입을 크게 벌리는 행동도 털을 세우는 것과 동일한 목적의 행동이다. 또한 털을 세우는 것은 위협행동으로 강한 전사로서 전의가 있음은 나타내는 것이다. 싸우는 것과 도망가는 것은 생리반응 측면에서 보면 공통점을 가지게 되는데 그것은 예외 없이 에너지가 많이 필요하며 순간적인 에너지 사용이 필수라는 것이다. 스트레스를 인지한 신체는 가용 가능한 모든 에너지를 긴급하게 생성하며 순간적인 에너지 출력을 높이기 위해 기타의 에너지 소비를 최소화하고 근육 출

부록: 스트레스의 생리적 이해

력에 집중한다. 우선 간과 근육에 저장된 탄수화물을 혈중으로 녹여 바로 사용 가능한 에너지인 포도당으로 분해하여 양을 늘린다. 저장용 에너지인 지방과 기능성 물질 생성에 활용할 단백질도 에너지 생성을 위해 포도당으로 전환시키는 작업을 하게 된다. 또한 신체는 에너지 생성과 활용성을 높이기 위해 심장박동수와 심장박출량을 늘리고, 호흡수과 호흡량도 늘리며, 달리거나 타격을 할 때 충격의 강도를 높이기 위해 근육수축력을 높인다. 차력사가 대중이 보는 앞에서 많은 양의 기왓장을 깨거나 치아로 자동차를 끌려고 할 때 계속해서 기합을 넣는 것은 자신의 신체에 스트레스 반응을 유발하여 근육의 수축력을 높이려는 수단으로 해석할 수 있다. 차력사가 기를 모으는 과정 중에 신체는 송아지가 호랑이를 만난 것과 유사한 환경을 만들게 되고 에너지를 최대로 활용할 준비를 하며 근육의 수축력을 높여 단단한 망치와 같이 만들게 되는 것이다. 스트레스는 힘을 모으고 활용할 수 있는 모든 방법을 동원하는 능력을 발휘한다. 그러나 스트레스는 이를 위해 신체의 다른 일부 생리적 기능을 제한한다. 일차적으로 소화기관으로부터 영양분을 모으고 저장하는 단계의 일과 면역반응을 제한하게 된다. 소화기관으로 가는 혈류량을 감소시켜 장운동을 포함한 전반적인 소화기능이 약화되고, 스트레스 반응과 함께 분비되는 스트레스 호르몬인 코티졸은 병균을 잡아 신체를 보호하는 면역반응을 억제하는데 이 과정을 통해서도 사용 가능한 에너지를 보존하는 효과를 낼 수 있다. 음식을 소화시켜 에너지원을 저장하는 과정은 획득 가능한 에너지의 약 15% 정도가 필요한 에너지 소비과정을 먼저 거치게 되는데 급성 스트레스는 이 과정에서의 에너지 소비를 제한하게 되는 것이다. 또한 면역기능은 평소 최소로 유지하다가 항원이 유입되면 면역 반응이 개시되어 면역세포의 증식과 분화를 통해 항원을 제거하게 된다. 이 과정은 새로운 에너지를 필요로 하는 과정이므로 생명이 위협을 받는 위급상황인 스트레스 상황에서 제한 받는 것은 당연한 조치 일 수 있다. 그러므로 정리하자면 급성의 스트레스는 절체절명의 상황에서 자신의 생명을 지키려 하는 극단의 선택이라는 것이고, 그 과정은 가용 가능한 에너지를 최대한 활용할 수 있는 여건을 만드는 것이다. 그러므로 스트레스는 위기에서 탈출하는 생존전략으로 사용되는 내재된 방어기제(embedded defense system)로 나의 생존을 위해 없어서는 안 될 존재인 것이다. 다만 위급상황에서 시행되는 생존전략 절차대로 생리적 반응이 진행되었을 때 평시에 유지되던 몸과 마음의 조화가 깨어질 수 있으며, 스트레스 대응과정에서 근육이 단단해지고 에너지와 관련된 일부의 생리작용이 제한될 수 있다. 스트레스에 의한 생존전략보다는 스트레스에 의해 제한된 생리작용이 강조되어 생명보존을 위해 꼭 필요한 스트레스 반응 과정이 왜곡되어 설명되고 있는 것이다. 일상의 스트레스가 생명위협 상황으로 오인되어 생존전략 사용이 연장되면서 기본적인 생리작용이 장기간 제한되는 것이 문제인데 이것만이 스트레스 반응의 역할로 오인되고 있다. 생명에 위협을 받지 않는 정신적 스트레스가 생명의 위협으로 해석되고 해석된 결과가 신체로 이어질 때가 문제이다. 현실 사회가 매우 복잡하고 그 안에서 관계를 맺어가는 현실이 동물이나 원시 인간이 받았던 스트

부록: 스트레스의 생리적 이해

레스 상황과 동일 시 되어 몸과 마음의 소통에 관여한다. 호랑이를 만난 것과 같은 상황은 결론이 어떻게 되든지 일시적으로 해소된다. 물론 매우 큰 충격은 외상(Trauma)이 되어 민감화 되고 호랑이와 유사한 동물을 보거나 소리를 들어도 스트레스 반응을 유발 할 가능성은 배제 할 수 없다. 그러나 복합 사회의 인간관계에서 오는 정서적 스트레스는 쉽게 해소 되지 않고 자신이 벗어나지 않으면 무한하게 지속되는 특징이 있다. 즉 뇌는 지속적으로 비상상황임을 신호로 내보내고 여기에 몸이 반응하지 않을 수 없게 된다. 싸우거나 도망칠 대상이 없는데도 근육의 수축력은 계속 유지되어 근육이 굳어 유연성이 떨어지고, 에너지 소비는 많아지고 소화기능과 면역기능과 같이 에너지를 필요로 하는 생리작용이 제한되는 상황이 지속된다. 스트레스 수준이 높고 그 기간이 길어질 때 결과는 위 사실만으로도 예측 가능하다. 연장된 스트레스 반응에 의해 어깨는 뻐근하고, 소화가 잘되지 않으며, 면역기능의 약화로 질병 대한 저항력과 질병에서의 회복력이 약해 질 수밖에 없다. 물론 안정적인 상태에서 몸과 마음 상호간 극도의 조화 속에서 할 수 있는 창조적인 일이나 부교감 신경이 활성화 되었을 때 할 수 있는 부부생활과 같은 일도 스트레스가 제한할 수 있음은 어렵지 않게 유추할 수 있겠다.

한편 우리 몸의 생리 현상인 스트레스 반응을 응용하여 현실 사회에 적용한 사례도 많이 있다. 앞에서 차력사가 주어진 도전 과제를 수행하기 전에 오랜 시간 기합을 넣는 것을 기(氣)라는 것으로 설명하고 있지만 생리적 수준에서는 스트레스 반응의 결과로 얻어지는 강한 근수축력을 이용하는 것이라 설명했다. 스트레스 반응에서 마지막에 분비되는 호르몬인 스테로이드는 근육의 수축력을 강화시킨다. 88올림픽 때 100M 육상에서 금메달을 획득했던 벤 존슨 선수가 스테로이드를 복용하여 금메달을 박탈당한 사실을 설명한 바 있다. 스트레스 호르몬인 코티졸이 스테로이드의 한 종류이다. 근력강화를 목적으로 사용되는 스테로이드는 국제경기연맹에서 엄격히 규제하고 있는 금지약물이다. 스테로이드는 근육의 수축력을 강화하고 염증을 완화하여 통증을 줄여주는 효과 있으나 피부 발진 등의 부작용을 동반할 수 있다. 운동선수에게 부상이 있을 때 통증은 더 이상의 상해를 방지하라는 신호인데 스테로이드 복용은 선수가 부상에서도 신체적 운동을 일정기간 가능하게 만들고, 부상 상태에서 무리한 운동은 선수에게 치명상의 원인이 될 수 있다. 벤 존슨과 비슷한 사례가 미국의 메이저리그 야구에서 재현되었다. 야구선수 헹크아론이 세운 일생 동안의 홈런 기록을 깨고 33년 만에 새로운 기록을 수립한 배리본즈는 신기록을 수립하기 전 스테로이드 복용을 의심 받았다. 그로 인해 여론의 싸늘한 시선 속에 신기록을 수립했고 기록을 수립하는 날 메이저리그의 커미셔너는 물론 방송기자들도 거의 참석하지 않는 수모를 겪기도 했다. 배리본즈가 복용했다고 의심받은 약물도 그때까지 도핑테스트에서 검출이 되지 않았던 신종의 스테로이드였다.

02 스트레스원(Stressor): 스트레스 반응의 유발 요인

우리는 스트레스를 일으키는 원인(스트레스원, stressor)과 몸에서 그리고 마음에서 나타나는 스트레스 반응 또는 결과를 혼용하여 사용한다. 물론 스트레스 반응을 일으키는 스트레스원은 대상인 개인의 성격이나 스트레스 대처 능력, 그리고 누적 스트레스의 양에 따라 스트레스 반응을 유발할 수도 있고 그렇지 않을 때도 있다. 이 절에서는 스트레스 반응을 중심으로 스트레스 유발원인을 설명하기로 한다. 스트레스원에 따라 스트레스는 정신적 스트레스, 물리적 스트레스, 생물학적 스트레스, 그리고 화학적 스트레스로 구분 할 수 있다.

정신적 스트레스는 일상에서 경험하는 감정적 자극과 정서의 급격한 변화에 의해 유발되는 스트레스를 말한다. 슬픔, 분노, 불안, 공포 등이 정신적 스트레스에 해당한다. 공포나 불안, 슬픔은 스트레스를 받는 사람이 수세적 상황에 놓임으로서 경험하는 스트레스이고 분노는 공세적 상황의 느낌이 강하지만 수세에서 탈출을 위한 스트레스라고도 볼 수 있다. 정신적 스트레스는 신체적 충격이 동반되는 경우가 드물고 생리적 반응 유발 수준이 상대적으로 약할 수 있으나 지속성이 강하다는 특징이 있다. 스트레스 상황이 지속되어 시간이 연장될수록 스트레스가 누적되어 몸과 마음 모두에 영향을 준다. 정신적 스트레스로 많이 회자되는 경우는 배우자를 잃었을 때 오는 스트레스와 전쟁 참가와 같은 극심한 공포 상황 노출이다. 삶을 함께 영위하고 서로에게 의지가 되던 배우자를 잃는 슬픔은 우울증과 같은 신경정신질환으로 전이될 수 있고, 감염된 세포와 암세포를 죽일 수 있는 자연살상세포(Natural Killer cell)의 수를 감소시키고 사멸 능력을 약화시킨다. 전쟁에 참가하는 군인들이 겪는 공포에 의한 정신적 스트레스는 파병 지시를 받는 순간부터 시작되어 심할 경우 전쟁 중은 물론 전쟁 후에 까지 영향을 미쳐 수면장애나 사회적응장애 등의 질병을 유발한다. 전쟁 중이나 전쟁 후 나타나는 여러 증상을 합쳐 전쟁증후군 혹은 전쟁후증후군이라 앞서 설명되었다.

정신적 스트레스 중에서도 분노는 신체건강에 미치는 부정적 영향이 상대적으로 크다는 연구결과가 많다. 쉽게 분노를 일으키는 사람들을 A형 성격으로 흔히 분류 하는데, A형 성격의 사람들은 심장병에 걸릴 확률이 B형 성격보다 현저히 높은 것으로 알려져 있다. 특히 육류를 많이 섭취하는 미국이나 서양의 경우 심장병이 주된 사망원인이기 때문에 심장병과 연관된 연구가 많고, 그 중에서도 분노가 다른 정신적 스트레스보다 심장에 부정적 영향을 준다는 증거들이 축적되었다. 동물실험에서도 분노하고 공세적인 동물들이 상대적으로 수세적인 동물들보다 스트레스에 의해 면역기능이 더 저하되는 것으로 나타났다. 실험동물인 생쥐 16마리를 4개의 표준 크기의 우리(케이지, cage), A, B, C, 그리고 D에 수용하여 사육하였다. 각각의 케이지에서 가장 건강하고 큰 쥐인 왕초 생쥐를 골랐다. 그리고 1주일 동안 매일 A 케이지의 왕초는 B 케이지로, B 케이지의 왕초는 C 케

부록: 스트레스의 생리적 이해

이지로, C 케이지의 왕초는 D 케이지로, D 케이지의 왕초는 A 케이지로 이동시키는 실험을 하였다. 각 케이지에서 왕초를 제외한 나머지 3 마리의 생쥐들은 매일 새로운 왕초에 적응해야하는 상황을 연출한 것이다. 새 케이지로 간 왕초 쥐와 잔류 쥐들은 공격과 방어 과정을 통해 새로운 서열을 만들어낸다. 왕초들은 힘이 세지만 새로운 질서를 위해 새로운 동료에게 화를 내거나 공격성을 보여야 하는 스트레스를 받았을 것이고, 반대로 수세적인 나머지 쥐들은 새로운 왕초의 공격을 받는 공포와 공격에 적응해야하는 정신적 그리고 물리적 스트레스를 많이 받았을 것으로 예상되었다. 연구자들이 이 실험동물들의 스트레스 수준과 질병에 대한 저항력을 연구한 결과는 예상과 반대로 나타났다. 공격적이었던 왕초들의 스트레스 호르몬 수치가 수세적 쥐들에 비해 높았고, 바이러스 질환에 대한 왕초들의 저항력이 나머지 쥐들과 비교하여 유의미하게 낮았다. 분노하거나 공세적인 행동에서 오는 스트레스가 상대적으로 수세적인 상황에서 얻어지는 스트레스와 비교하여 건강에는 더 부정적인 영향을 준다는 설명이 가능해진다. 인간 생활에서 경험하는 정신적 스트레스 중에서 분노가 슬픔이나 우울보다 건강에 악영향을 미칠 수 있다는 가설을 뒷받침한 결과로 여겨진다.

고립, 극저온, 고온, 전자파, 단순폭행 등에 노출되는 것은 물리적 스트레스로 분류할 수 있다. 물리적 스트레스는 상황에 따라서는 정신적 스트레스가 동반되는 복합스트레스이기도 하다. 인간은 항온동물이기 때문에 체온의 변화에 매우 민감할 수밖에 없다. 저온이나 고온에 노출되는 것은 체온유지에 에너지를 많이 사용해야 하는 상황이고 36℃ 이하로 체온이 떨어지면 대사율을 높여 체온을 올리고 근육의 떨림으로 열을 만들려고 한다. 38℃ 이상으로 체온이 올라가면 땀을 내어 열을 식히는 과정이 시작된다. 체온의 유지와 같은 몸의 항상성 유지의 센터는 뇌의 시상하부다. 뇌의 시상하부는 스트레스 반응을 시작하는 센터이기도 해서 체온의 변화는 바로 스트레스 반응으로 이어진다. 여기서 스트레스 반응은 우리 몸의 체온을 유지하는데 필요한 반응과 깊은 연관을 가진다. 근거 미약한 체온에 대한 이야기들은 과장이 많은 듯하다. 체온이 1도 올라가면 면역력이 몇 배 좋아진다는 방식이다. 인터넷을 검색해 보면 여러 곳에 체온의 인위적 조절관련 내용들이 있는데 틀린 내용이 대부분이다. 우리 몸의 체온은 일정하게 유지되고 있고 다만 외상이나 상처, 그리고 감염과 같은 염증반응이 동반될 때 면역세포나 상피세포에서 분비되는 IL-6와 같은 일부의 인터류킨이 뇌로 이동하여 신호를 주게 되면 항상성 조절센터에서 감염된 세균의 증식을 억제하기 위해 체온을 올린다. 우리 몸은 면역세포를 증식하고 대응을 준비하는 과정을 제외하고 체온의 설정을 수시로 바꾸지 않는다. 물론 호르몬의 변화가 있을 때 체온의 변동이 동반되기도 한다. 인터넷을 검색하면 스트레스에 의해 체온이 내려간다는 설명이 많이 있는데 이는 체온이 내려가는 것이 아니라 혈류의 패턴이 바뀌어 일어나는 현상으로 스트레스 상황에서 혈류가 근육으로 많이 보내지고 피부에는 혈류량이 줄어들어 피부온도가 내려가기 때문에 느껴지는 현상이다. 체온을 올리고 내리는 것은 노력

부록: 스트레스의 생리적 이해

으로 할 수 있는 것이 아니므로 체온에 가지는 관심을 혈액순환으로 돌리는 것이 현명한 방법이다. 운동을 하거나 특히 신체의 말단부분을 자극하여 혈액이 신체의 말단을 돌아 순환하게 하고 스트레칭으로 근육을 이완시키면서 혈관을 곱게 펴주어 몸의 어느 곳에서도 원활한 혈액의 흐름을 가지게 하는 것이 좋다. 참선을 할 때 가부좌를 틀어 몸의 균형을 오랜 시간 유지하는 것은 신체가 완벽하게 이완이 되고 혈류의 흐름이 잘되고 있을 때 가능한 일이라고 한다. 우리는 전해 내려오는 말이나 뉴스에서 어떤 유명한 스님이 가부좌를 한 상태에서 앉아서 열반에 드셨다는 말을 듣곤 한다. 조금만 다리를 꼬고 앉아도 다리가 저리고 급기야 통증으로 더 이상 버티기 힘든 것은 우리 몸의 이완 상태가 좋지 못하기 때문이다. 다리 절임 등으로 알 수 있는 잘못된 자세는 몸의 균형을 잃게 하고 원활한 혈액순환을 방해 한다. 한편 물리적 스트레스 중 고립 스트레스는 바이러스에 의한 감염성 질환에 효과적인 세포매개 면역반응을 억제하고 면역균형을 체액성 면역력인 항체에 의한 면역반응이 우세 한 방향으로 치우치게 하여 감염성 질환에 취약하게 하고 과민성 면역반응인 알레르기(IgE 항체 매개)를 악화시키는 부정적 영향과 관련이 있었다.

감염과 수술, 그리고 상처로부터 비롯되는 스트레스는 생물학적 스트레스로 분류한다. 질병의 발병 자체가 스트레스로 작용한다. 세균 감염의 경우 세균의 수가 늘어나면서 스트레스 호르몬이 상승하게 되고 이 때 스트레스 호르몬은 질병의 진행과 회복,

그리고 염증의 지나친 확장을 경계하여 생명의 보존에 일정 부분 기여를 한다. 물론 질병의 발병 이전부터 상승되어 있던 스트레스가 질병 발병 후 발생하는 스트레스와 병합되어 나타나면 급격한 스트레스 호르몬의 상승으로 스트레스 반응의 역할이 왜곡되어 질병에 대한 저항력이 약화되고 회복을 늦추는 등 악영향으로 작용하게 된다.

마지막으로 스트레스 유발원인은 화학물질이다. 저 산소, 독소, 환경오염물, 그리고 지나친 알코올에 노출되는 것도 스트레스 반응의 유발원인이다. 저 산소는 이산화탄소나 일산화탄소가 과량인 상황에서 뿐 아니라 수면 중 무호흡도 저 산소 스트레스의 원인이 될 수 있다. 생명에 위협이 되는 저 산소가 아니더라도 부족한 산소는 스트레스가 되어 숙면을 방해하고 수면장애로 인한 전반적인 면역력의 약화를 수반할 수 있다. 또한 흡연도 산소의 흡입을 방해 하는 역할을 하므로 니코틴이나 부산물에 의한 화학적 스트레스와 더불어 저 산소 스트레스를 유발할 수 있다. 흡연은 "니코틴 의존"으로 분류되는 약물 중독의 일종이다. 담배에서 체내로 흡수되는 니코틴은 약물 중독의 원인 물질로 각성을 높이고 기분을 좋게 하여 지속적으로 흡연을 하게 한다. 흡연을 계속 하면 니코틴에 대한 내성이 생겨 흡연량이 많아지게 되고 의존도도 높아진다. 흡연은 폐의 염증 및 폐기종, 폐암의 발생 빈도를 높일 수 있고 기도, 기관, 기관지에서 외부로부터 유입되는 오염물질을 제거하는 섬모의 소실, 염증, 상피증식, 분비물의 증가 등 기도 전체에서 손상을 유발할 수 있다. 또한

부록: 스트레스의 생리적 이해

흡연에 의한 화학적 스트레스는 기도 및 기관지에서 알레르기의 발생 빈도를 높이고 알레르기를 악화시킨다.

한편 알코올은 음주양에 따라 약간 다른 해석을 하고 있다. 적은 양의 음주는 혈액순환을 돕고 일부 주류에 있는 항산화물질과 유산균 등 유익균의 존재를 이유로 건강에 도움이 된다는 주장이 있는 반면 적은 양의 음주도 건강에 이로울 것이 없다는 연구결과도 있다. 정신약물은 모두 조금씩은 상반된 효능을 나타내는 특징을 가진다. 알코올은 우울하고 지친 사람에게는 흥분제가 될 수 있고 흥분 상태의 사람에게는 일정부분 안정제가 될 수 있다. 그래서 술은 많은 사람들의 사랑을 받는 지도 모르겠다. 약간의 음주를 어디까지로 알고 있으면 좋을까? 적정 음주량을 제시할 때 표준잔 이라는 개념이 사용되고 있다. 미국에서는 0.6온스 알코올로 14g에 해당하는 알코올이 함유된 것을 표준 1잔으로 가정한다. 그러나 프랑스를 포함한 많은 나라에서는 10g의 알코올을 포함하는 술의 양이 표준 1잔이다. 대개는 술의 종류에 따라 만들어진 술잔 한 잔이 표준 1잔으로 보면 된다. 맥주는 맥주잔으로 1잔, 소주는 소주잔으로 1잔이 표준 1잔으로 하루에 표준잔으로 2잔 정도가 적정 음주량이라고 미국의 보건국은 제시하고 있다. 이것은 남성 기준이며 여성은 남성의 절반이 적정음주량이라고 한다. 왜냐하면 여성에게는 알코올 분해 효소가 남성보다 적고, 체중과 비례하긴 하지만, 체내에 흡수된 알코올과 섞이는 체내 수분 함량도 적기 때문이다. 특히 몸집이 작고 마른 체형의 여성은 남성과 같은 양의 술을 마시면 혈중 알코올 농도가 남성보다 훨씬 높게 나올 수 있고 빨리 취하게 된다. 물론 적정 음주량은 음주 속도와 식사 전 과 후를 기준으로 한 음주 시점, 그리고 음식의 종류, 개인의 알코올 분해 능력에 따라 달라질 수 있다. 정해진 음주량보다는 개인의 조절 능력을 키워 절주를 하는 것이 좋겠다. 음주를 하면 할수록 주량이 증가한다는 말도 있다. 그러나 잦은 음주로 1회 음주의 양이 늘고 덜 취하는 것 같은 느낌이 드는 것은 알코올 분해 능력이 늘어났기 때문만이 아니고 알코올에 대한 민감도가 떨어졌을 때에도 나타난다는 것이다. 내 몸이 알코올 해독을 잘하고 있는 것이 아니라 과한 음주가 가지는 불편한 진실을 내 몸이 못 느끼는 것이니 나이가 들수록 조심하는 것이 바람직하다. 적정 음주량 이하의 음주는 혈액순환에 어느 정도 기여를 하여 건강유지에 도움이 될 수 있으나 과음은 약물인 알코올을 지나치게 섭취하여 몸에 스트레스를 주는 행위임은 분명하다. 지나친 음주에 의한 스트레스 반응의 결과는 면역기능의 저하로 나타난다. 음주는 백혈구 중에서 대식세포, 임파구, 과립세포의 증식과 활성을 저하시켜 감염성 질환에 취약하게 하며, 흡연과 연합될 때 혈액순환 장애를 동반하여 전체적인 신체활성이 낮아지고 무기력해 지며 외부 환경변화에 대한 적응력을 저하시킬 수 있다.

스트레스 유발 원인을 나열하다보니 현대사회에서 생존하며 삶을 영위하는 것 자체가 스트레스로 이해될 수 있을 것 같다. 결국 일상에서 마주하는 스트레스는 피해서 되는 것이 아니라 잘 다스려야 하는 존재임이 분명해진다. 우리는 스트레스원과 만나

부록: 스트레스의 생리적 이해

는 것이 일상일지라도 만나는데 그치지 않고 헤어지는 과정을 반드시 거쳐야한다. 스트레스와 헤어지는 과정이 없으면 우리는 스트레스를 괴물과 같은 존재로 키운다. 그 결과는 정신적 어려움, 소화가 잘되지 않는 등의 생리기능의 저하, 그리고 면역기능의 약화로 질병 대한 저항력과 질병에서의 회복력이 약화로 나타난다.

> 분노와 적개심은 불안이나 공포보다 우리 몸과 마음을 더 아프게 한다.

03 뇌와 몸 사이 양방향 대화

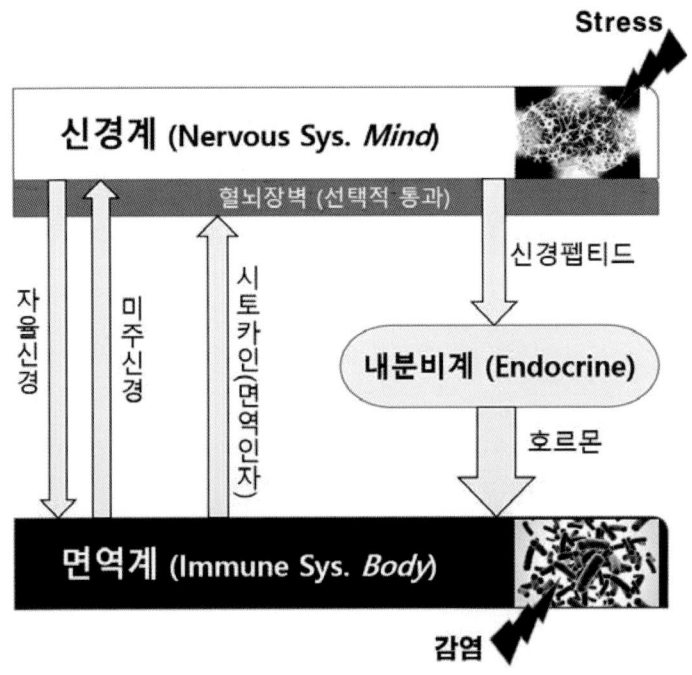

신경계와 면역계의 상호작용

스트레스원(stressor)에 노출되었을 때 뇌가 스트레스로 인지하는 역치를 넘으면 뇌는 우리 몸이 스트레스에 노출되었으니 대처가 필요하다는 신호를 만들고, 뇌의 신호에 따라 순차적으로 나타나는 생리적 대처가 스트레스 반응이다. 여기서는 뇌의 신호가 생성되어 스트레스 반응을 유발하는 경로와 반대로 몸에서 먼저 획득된 스트레스 노출 신호가 뇌로 보내지는 경로에 대해서 조금은 자세하게 설명하고자 한다. 뇌가 몸을 통제하고 때로

부록: 스트레스의 생리적 이해

몸이 먼저 알아차린 스트레스를 뇌로 보내어 재차 신호를 받는 과정, 그리고 뇌의 통제에 대한 몸의 대처가 일어난 이후에 결과를 다시 뇌로 보내는 과정에 대한 이야기이며 이해하기 힘든 일반 독자는 다음 절로 건너뛰어도 스트레스 전반을 이해하는데 무리는 없다. 개인에게 직면해 있는 외부와 내부의 자극은 현재의 안정된 상태에 변화를 주고 새로운 평형에 도달토록 강요한다. 스트레스원에 대처하며 새로운 평형에 도달하기까지의 과정에서 뇌와 몸은 양방향의 대화를 통해 새로운 평형에 도달한다. 인체의 항상성을 깨는 스트레스원에 노출되면 그 상황을 회피하기 위해 몸은 세 가지 경로를 통해 반응한다. 내·외부 환경 변화에 대한 대처는 행동반응, 자율신경반응, 그리고 호르몬을 경유한 반응으로 이루어진다.

행동반응은 즉각적인 대처이다. 자동차도로를 무심결에 걷고 있는데 갑자기 돌진하는 차를 발견하면 몸에 섬뜩한 기분이 들면서 긴장을 하게 되고 무조건 반사처럼 몸을 피하는 행동반응이 먼저 일어난다. 이러한 행동반응은 감각과 운동의 조화가 잘되어 있어야 적절한 대응이 가능하다. 평소 긴장 상태가 유지되지 않으면 반응성이 저하되어 적절하게 대처하지 못한다. 적정 수준의 각성을 유지하는 것은 빠른 스트레스 반응을 보장하는 방법이다. 적정 수준의 긴장을 유지하는 것을 경계력(Vigilance)을 갖는다는 말로도 설명한다. 몸의 각종 감각으로 부터 얻어진 정보를 처리하여 운동으로 반응하는 능력을 말하며 일정 수준의 각성 유지를 의미한다. 스트레스가 누적되었을 때 지각능력이 떨어지기 때문에 정보처리가 늦어져 경계력이 약화되고 강화된 근 수축력은 근육의 유연성과 반응성을 저하시켜 행동반응시간을 늦추는 결과로 나타날 수 있다. 자동차의 갑작스런 돌진과 같은 위급한 상황에서 감각과 운동의 조화가 원활하지 못하면 빠른 시간 내에 상황 대처능력이 떨어지고 자칫 사고로 이어질 수 있다. 스트레스의 누적과 같이 피로가 누적되어 각성수준이 낮아졌을 때에도 감각과 운동 간의 신호 생성과 그에 따른 반응시간이 평소보다 길어지고 적절한 대응을 하는데 시간이 걸려 사고의 위험이 상승하게 된다. 적정 수면을 취하지 못하는 것은 피로수준을 높이고 이로 인해 각성 수준이 낮아지고 사고의 위험을 높이는 것이 이 경우이다. 야간에 장시간 운전을 하는 상황도 여기에 해당할 수 있다. 장시간 야간 운전은 낮에 하는 운전보다도 긴장의 수준이 높아 스트레스를 가중시키며 같은 동작의 반복으로 특정 근육만 사용이 빈번해져 피로를 누적시킨다. 스트레스와 피로의 누적은 외부에서 감각으로 얻어지는 정보를 처리하는 능력을 약화시키고, 적절한 조치를 해야 하는 행동반응의 시기를 지나치게 한다. 피로 누적의 상황은 몸과 마음의 원활하지 못한 소통, 또는 감각과 운동의 부조화 상태로 해석할 수 있겠다.

행동반응과 동시에 일어나는 대처가 자율신경을 통한 반응이다. 자율신경은 뇌로부터 신체의 내장기관으로 연결되어 있으며 급성의 스트레스 반응을 주도한다. 자율신경은 앞에서 설명된 바와 같이 교감신경과 부교감신경으로 나누어져 서로 밀고 당기는 길항작용을 통해 흥분과 안정 사이의 균형을 맞춘다. 교감신경은 스트레스를 받게 되면 먼저 활성화 되어 심박과 호흡수를 늘리고 혈관과 기도를 이완하여 많은 양의 혈액을 방출하고 많은 공기를 교환할 수 있게 생리적 반응을 유도한다. 또한 근육으로 보내는 혈류를 늘리고 피부와 내장기관으로 보내는 혈류를 감소시킨다. 동공을 확장하여 한 번에 여러 목표물을 응시하거나 멀리보고 상황파악에 유리하도록 한다. 괄약근을 수축하여 소변과 대변의 배출을 억제하되 땀의 배출로 체온의 상승을 완화시킨다. 교감신경에 의해 유도된 생리적 변화는 투쟁과 도피를 대비하는 과정이다. 투쟁과 도피의 과정이 끝나면 부교감 신경이 활성화 되어 에너지를 축적하고 보존하는 반대의 과정이 일어난다. 부교감신경의 활성화는 호흡과 심박수를 줄여 안정시키고, 소화샘을 통해 소화효소 분비를 촉진하고 전반적인 소화기능을 상승시켜 에너지 확보와 저장과정을 유도한다. 또한 부교감신경은 동공을 축소하여 원하는 목표를 안정적으로 볼 수 있게 하여 주변 사람을 살피거나 사랑을 나눌 수 있도록 돕고, 괄약근을 이완하여 배설의 기회를 제공한다.

자율신경의 교감과 부교감 신경은 스트레스의 수준과 지속시간에 따라 서로 밀고 당기며 공존하는 시소와 같은 작용으로 생리적 반응을 이어간다. 교감과 부교감 신경의 길항작용은 한 쪽이 너무 흥분하면 이 효과를 상쇄하기 위해 다른 한쪽도 크게 활성화되는 특징이 있다. 가끔 뉴스에 나오는 연예인의 방송 중 실신이 스트레스 때문인 경우 교감신경과 부교감신경의 길항작용에서 기인한 부작용 때문이다. 극심한 긴장과 같은 스트레스는 교감신경을 크게 흥분시키고 교감신경을 제어하기 위한 부교감신경도 크게 흥분시키는 상황을 만든다. 긴장 상황이 유지되다가 순간 풀어지며 교감신경의 활성이 떨어졌는데 부교감신경의 흥분이 그대로 유지되면 심장박동수와 혈압이 급격히 감소하고 심장의 혈액 방출양이 줄어 뇌로 가는 혈류가 일시적으로 감소하여 의식을 잃을 수 있다. 교감신경의 활성화로 흥분된 심장을 제어하는 부교감신경이 미주신경의 일부분이기 때문에 이러한 현상을 미주신경성 실신이라고 한다. 교감과 부교감신경의 길항작용은 남자의 성생활에서 잘 설명되는데 안정된 상태를 유도하는 부교감신경이 활성화 되었을 때 성기가 발기 될 수 있으며, 사정을 위해서는 다시 교감신경의 흥분이 필요하다. 생리적인 측면에서만 보면 교감신경과 부교감신경의 조화로운 길항작용이 안정적 성생활을 보장하는 것이다.

교감신경을 통한 스트레스 반응은 신장 위에 붙어 있는 작은 호르몬 분비샘인 부신의 수질에서 아드레날린으로 더 알려진 에피네프린과 노어에피네프린의 분비를 통하여 매개된다(Sympathetic Adrenal Medullary(SAM) axis). 부신수질은 삼각뿔 모양의 부신의 안쪽 구조물을 말하고, 부신피질은 부신의 가장자리인 바깥 표피부분 구조물을 말한다. SAM축은 뇌의 시상하부에서 시작하여 뇌하수체를 경유하여 부신피질로 이어지는 스트레스 반응 유도 신호 축(Hypothalamic-Pituitary-Adrenal (HPA) axis)과 함께 스트레스 신호가 뇌에서 몸으로 내려오는

부록: 스트레스의 생리적 이해

주요 경로에 해당한다. SAM축의 최종 신호물질이 아드레날린과 노어아드레날린이며 이들 신경전달물질들이 매개 하는 것이 혈중 포도당의 양을 늘리는 것을 포함하여 심박수, 호흡수 증가 등, 위에 열거된 스트레스의 생리적 반응이다. 스트레스를 받을 때 SAM축이 매우 빠르게 반응을 하고, 이어서 이어지는 반응이 호르몬으로 증폭되어 몸으로 내려오는 HPA 축에 의한 신호이다.

HPA축의 반응은 느리지만 지속되는 반응으로 현대 사회에서 경험하는 정신면역학적 스트레스의 부정적 영향을 매개한다. HPA축의 활성화 과정에서 뇌의 시상하부는 CRH(corticotropin-releasing hormone)를 분비하여 시상하부의 바로 밑에 위치한 호르몬 분비샘인 뇌하수체를 자극하게 되고, 자극을 받은 뇌하수체는 ACTH(adrenocorticotrophic hormone)를 분비한다. ACTH는 혈류를 타고 신장의 위에 붙어 있는 부신의 피질을 자극하여 코티졸(Cortisol)을 분비하게 한다. 코티졸은 HPA축에 의한 스트레스 반응의 최종 작용물질이다. 코티졸은 생리적 대사조절 작용과 면역조절 기능을 가지고 있으며, 스트레스로 활성화된 HPA축의 영향 대부분이 코티졸의 작용에 의해 나타난다. 만성 스트레스에 의해 분비된 코티졸은 단백질이나 지방 대사를 통해 포도당을 만들어 혈중 포도당 수준을 높이고, 신장에서 나트륨의 배출을 제한하여 수분의 배출을 억제한다. 또한 코티졸은 혈액량을 늘리고 혈압의 상승으로 혈류순환속도를 높여 에너지의 순환을 돕는다. 코티졸은 면역조절자의 역할도 수행하는데, 특히 염증반응 억제제로서 활용된다. 그러나 코티졸은 스트레스 반응이 지속될 경우 면역억제 기능으로 인해 질병저항력 약화와 면역균형 소실의 원인이 되기도 한다. 뇌에서 몸으로 내려오는 스트레스의 주요 경로가 교감신경과 혈류를 타고 온 호르몬이 각각 부신의 수질과 피질을 자극하여 아드레날린과 코티졸을 분비하여 종결되기 때문에 두 경로의 최종 분비물인 아드레날린과 코티졸 수준은 스트레스 수준을 나타내는 지표가 된다. 교감신경에 의한 신호는 아드레날린에서 끝나지 않고 심박이나 혈압을 변화시키든지 여러 내장기관의 기능을 변화시키기 때문에 신체기관의 생리신호를 분석하여 스트레스 수준을 예측하기도 한다. 코티졸은 혈액에서나 침에서 그 농도를 측정하기가 상대적으로 용이하여 직접 코티졸 양을 측정하여 개인의 스트레스 수준을 예측하는 지표로 활용된다. 교감신경의 활성도가 반영된 생체신호를 통해 스트레스 수준을 측정하는 것은 짧은 시간에 교감신경이 흥분하였다가 부교감신경의 길항작용으로 다시 새 평형으로 안정화시키는 작용이 반복되기 때문에 평소의 누적된 스트레스 수준 나타내는 지표로의 활용은 적절하지 않다. 가장 많이 사용하는 급성 스트레스 지표는 교감신경과 부교감신경의 활동도를 나타내는 심박의 변이도(Heart Rate Variability, HRV)이다. HRV는 심박과 심박 사이의 간격이 변화하는 것을 일정시간 누적하여 계산한 값이다. 건강검진센터나 자율신경검사 서비스를 하는 기관에서 스트레스 수준를 측정하는 기기가 바로 HRV를 측정하는 것인데, 스트레스 수준을 정확히 나타내기 보다는 우리 몸 내부의 생리적 안정도 또는 내부균

부록: 스트레스의 생리적 이해

형이 흥분과 안정 사이에서 어느 쪽으로 우세한지를 측정하는 도구이다. 물론 평소 내부균형이 흥분에 치우쳐 있으면 스트레스가 많은 것으로 평가하는데 개인마다 안정과 흥분 상태에서의 값에 차이가 크기 때문에 측정된 절대 값의 의미는 별로 없다. 또한 교감신경의 일시적 흥분은 손이나 피부에서 땀의 분비를 촉진한다. 피부 전기전도도 역시 스트레스 수준을 판단하는 지표로 사용되는데 스트레스로 분비된 땀이 전기저항의 변화로 나타날 수 있기 때문이다. 또한 SAM 축을 통한 급성 스트레스 수준은 부교감이 활성화되면 침에서 소화액이 더 나오고 교감신경이 활성화되면 감소하는 것을 활용하여 침에서 분비되는 소화효소인 아밀라아제의 분비속도를 가지고 간접적으로 측정할 수도 있다.

한편 뇌의 신경세포에서 몸의 조절을 위해 혈류로 분비되는 엔도르핀, 성장호르몬, 프로락틴 등의 여러 신경호르몬도 스트레스 수준에 따라 다르게 분비되기 때문에 몸을 조절하는 인자들이다. 이들 물질들은 일정한 효과를 내는 것이 아니라 분비 물질의 양이나 조절 대상 세포의 성숙상태, 개인별 연령에 따라서도 다른 효과를 나타내기 때문에 아직 논란이 되는 경우가 많이 있다. 스트레스 상황에서 뇌가 몸을 조절하는 방식이 SAM축과 HPA축에만 의존하는 것이 아니라 다양한 경로를 통해 이루어지고 있으며 아직 현대의 과학이 모두 밝혀내지 못하고 있다.

반대로 몸에서 뇌에게 신호를 전달하는 경로도 알려져 있다. 몸에서 스트레스 반응의 결과물인 코티졸은 뇌의 신호를 전달해준 뇌하수체와 시상하부의 스테로이드 수용체에 결합하여 부적 피드백(negative feedback) 작용으로 코티졸 분비 신호 호르몬인 CRH와 ACTH의 분비를 억제하여 스트레스 반응을 완화한다. 또한 염증반응 등 면역반응의 결과는 빠르게 미주신경을 거슬러 몸에서 뇌로 올라가 신호를 전달한다. 미주신경은 뇌에서 나오는 제10뇌신경으로 여러 개의 가지로 나누어져 심장, 인두, 성대 내장기관 등에 이어지며, 대부분이 부교감신경이다. 내장기관에 분포한 미주신경 내의 감각신경이 몸에서 생성된 면역신호를 뇌로 연결하는 역할을 하며 두 번째 연결된 신경세포가 최종 목적지인 시상하부로 연결되어 말초의 신호를 전달하는 것으로 제안되었다. 또한 면역세포인 백혈구에서 분비되는 신호물질인 시토카인 일부가 혈뇌장벽을 넘어 뇌로 신호를 전달한다. 염증반응 초기에 몸의 백혈구에서 생성된 염증 유도 신호물질인 시토카인(인터류킨)들이 뇌에서 발견되며, 이들의 작용에 의해 체온이 상승하는 것을 확인할 수 있었다. 아울러 이들 체온 상승 물질들을 무력화 시키는 항체를 혈류에 주입했을 때 체온 상승을 억제하는 현상은 이들 물질이 직접 뇌로 들어가 신호물질로 작용함을 확인시킨 결과였다. 선택적으로 혈뇌장벽을 통과하는 면역인자 이외에 일부 백혈구도 혈뇌장벽을 넘어 뇌로 들어갈 수 있다는 연구보고도 있으나 아직은 확실하지 않다.

뇌에서 몸으로 내려오는 신호는 증폭되어 다양한 방법으로 전달되고 스트레스 반응을 유도하는데 비해 몸에서 뇌로 가는 신호는 선택적으로 받아들여지고 제한적으로 전달된다. 다만 생물학

부록: 스트레스의 생리적 이해

적 위급신호에 해당하는 질병과 관련된 면역신호가 뇌로 전달되는 것은 분명하다. 스트레스 상황을 인지하기 위한 감각신호는 입력기관인 감각신경을 통해 뇌로 매우 빠르게 전달된다.

> 몸과 마음은 양방향 대화로 내부 및 외부 자극과 대응 정보를 교환한다.

04 질병에 대한 저항에서 스트레스

현대사회에서 스트레스는 불쾌한 상태로 인식하고 있으며 이러한 부정적 이미지는 완전히 굳어져 있다. 그러나 생리적 측면에서 보면 스트레스 반응은 없어서는 안 되는 중요한 지위를 가진다. 스트레스 반응은 생명을 위협하는 위급상황에 대비하여 우리 몸에 심어 놓은 방어기재라고 했다. 스트레스 반응 과정이 호랑이를 만난 것과 같은 외적 요인에 의해 생명이 위협 받는 상황에서 생명을 구하기 위해 반영된 기본 옵션이라면 나의 생명을 위협할 수 있는 세균의 감염에서도 나를 보호하는 역할이 있어야 맞는 것 같다. 그 간의 연구에서 나온 연구들을 종합하면 생명에 위협이 되는 내부의 상황에 대해서도 스트레스 반응 과정은 나의 생명을 보호하는 역할을 수행한다.

내가 신종플루 바이러스에 감염이 되었고 바이러스가 내 몸 안에서 증식을 하고 질병을 유발하는 상황이라고 가정하자. 감염 초기 감염에 의해 스트레스 반응이 유발되고 몸에서는 스트레스의 결과로 코티졸 수준이 올라간다. 감염 초기 상승하는 코티졸은 바이러스 증식에 저항력을 가지는 급성 단백질(acute phase protein)의 생성을 늘리는데 기여하고, 면역세포에서 바이러스를 잡는데 필요한 신호물질인 인터페론의 신호를 받는 수용체의 발현을 증가시킨다. 또한 코티졸은 혈중에 있는 백혈구가 감염된 신체의 기관으로 이동할 수 있도록 돕는 역할을 한다. 스트레스 호르몬은 바이러스나 세균의 감염이 있을 때에도 외부 위급상황과 마찬가지로 질병에 저항하는 면역반응 초기에 위급을 알리는 신호로 여겨지며, 면역 반응의 개시에 긍정적인 효과를 갖는다. 세균 감염에서 초기 대응은 질병에 대한 저항에서 매우 중요하며, 초기 대응의 실패는 세균의 기하급수적 증식으로 이어진다. 실제로 동물실험에서 스트레스 반응을 매개하는 교감신경 말단을 화학 처리하여 신경전달을 차단하거나, 항체로 인간의 코티졸에 해당하는 쥐의 코티코스테론을 역할을 막으면 간단하게 대응할 수 있었던 세균의 감염에도 적절히 대응하지 못하고 질병이 악화되고 최악의 사태까지 진행되었다. 인간의 경우로 생각한다면 스트레스 반응이 완전히 차단되면 감기에 걸렸는데 생명을 잃을 수도 있는 심각한 상황에 도달할 수 있다는 의미이다. 세균 감염에 대응하는 초기 반응을 도와주는 스트레스의 역할이 실제 상황에서 매우 중요하다.

한편 자율신경계의 교감신경말단은 백혈구가 생성되는 장소인 흉선과 골수 그리고 백혈구가 분화하여 활성을 가지게 되는 비장과 림프절에 분포되어 뇌의 면역기능 조절에서 직접적 경로로 이용된다. 교감신경에 의한 흉선과 골수의 자극은 T 림프구와 B 림프구의 분화에도 관여한다. 비장과 림프절에서 교감신경말단이 T 림프구들과 매우 밀접하게 연결되어 마치 신경 시냅스의 신호전달 체계와 같은 형상을 하고 있다는 사실이다. 이는 B 림프구의 작용에 앞서 거의 모든 항원에 반응하는 Helper T 림프구가 교감신경계를 통한 면역조절의 대상이라는 단서라고 할 수 있다. 교감신경에 의한 면역조절은 면역세포의 분화 단계마다 변화하는 면역세포 표면에 있는 수용체의 종류에 따라 달라지기도 한다. 일반적으로 스트레스 반응

매개물질인 코티졸은 미성숙 백혈구를 성숙시키는 신호로 작용한다. 한편 성숙하여 활성을 가지는 백혈구에는 소멸시키는 신호로도 작용한다. 이유는 세포의 성숙단계에 따라 달라지는 표면 수용체 때문에 같은 신호에 다르게 반응한다.

초기대응으로 확인된 바이러스를 제거하기 위해 면역반응이 계속 진행되어 백혈구가 증식되고 분화되어 많은 수의 활성화된 백혈구가 생성된 후 감염되었던 바이러스를 거의 퇴치한 상황을 가정해 보자. 이때까지도 스트레스 호르몬은 일정 수준을 유지하든지 아니면 그동안 증식된 백혈구와 바이러스가 싸우는 동안 생물학적 스트레스에 의해 코티졸 수준이 상승 되어 있을 수도 있다. 또한 바이러스는 없어졌지만 몸 안에는 예전에 없던 활성화된 백혈구가 필요 이상 늘어난 상태가 되었다. 이제 특정 바이러스에 대한 일부의 맞춤식 기억세포만 남기고 활성화된 백혈구를 없애야만 과잉의 염증반응에 의한 조직파괴도 막고 추가의 에너지 소비도 줄일 수 있다. 이 때 역할을 수행하는 것이 스트레스 호르몬이다. 코티졸은 활성화된 백혈구, 국가의 방어를 예로 든다면 전쟁에 참여한 후 아직 살상무기를 소지한 군인들을 무장해제하고 자연적으로 해산하라는 신호가 코티졸이 활성화된 면역세포에게 보내는 신호이다. 이 과정을 프로그램 된 세포사멸(apoptosis)이라고 한다. 코티졸 신호를 받은 활성 백혈구는 스스로 몸집을 줄이고 작게 뭉쳐지면서 찌꺼기 없이 제거될 수 있도록 변형된다. 이 후 다른 백혈구가 변형된 활성 백혈구를 대식작용으로 먹어 제거한다.

한편 면역반응 초기 스트레스 호르몬의 기여에도 불구하고 감염된

부록: 스트레스의 생리적 이해

바이러스의 증식을 통제하지 못하고 바이러스가 계속 증식되어 염증의 정도가 심해지고 이로 인해 신체 조직이 파괴되는 상황을 가정하자. 바이러스 증식에 의해 상승된 스트레스는 코티졸의 양을 더욱 늘리게 되고 급상승된 코티졸은 면역억제 작용인 항염증 모드로 진입하게 된다. 이 상황에서 스트레스 호르몬의 면역억제 기능은 면역억제라는 부정적 역할이 아니라 지나친 염증으로 패혈증과 같이 전신 염증에 의한 쇼크로 생명을 잃을 수 있는 상황을 예방하기 위한 긍정적 역할이다. 스트레스 호르몬이 가지는 면역억제 기능은 원래 패혈증 같이 생명에 위험이 되는 수위까지 면역대응 하는 것을 막기 위한 옵션으로 추가되었을 가능성이 있다. 즉, 질병이 심한 상태에서는 스트레스 호르몬이 지나친 수의 면역세포 증식이나 면역인자의 증가를 억제하여 조직파괴의 속도를 줄이고 생명 유지의 부가적 기능을 하는 것으로 여겨진다.

한편 평소 스트레스 호르몬 수준이 현저히 낮으면 여러 질병에 고통을 받을 수도 있다. 만성피로증후군 환자들은 혈중 코티졸 수준이 낮을 뿐 아니라 스트레스에 노출되었을 때 최고점에 이르는 수준도 낮으며, 최고점에 도달하는 시간도 오래 걸린다. 만성피로증후군을 앓고 있는 환자들은 중추신경의 자극에 부신의 반응이 불완전한 것으로 유추된다. 아토피성 피부염 환자들의 경우도 스트레스에 대한 스트레스 반응, 즉 코티졸과 ACTH 생성반응이 감퇴되어 있다. 반면 아토피성 피부염 환자는 스트레스에 대응하여 교감신경에서 분비되는 카테콜아민 수준이 크게 증가한다. 즉, 아토피성 피부염 환자들은 심리사회적 스트레스에 대해 호르몬에 의한 스트레스 반응인 HPA 축의 반응은 감퇴되어 있고, 상대적으로 교감-부신수질(SAM) 반응 축의 반응은 활성화 되는 특징이 있다. SAM 축의 비균형적 활성화는 면역반응의 민감화를 유발할 수 있음을 의미한다. 우울증과 관계없이 외상 후 스트레스증후군(PTSD) 증상을 나타낸 가정폭력 피해자들은 코티졸 수준이 매우 낮았다. 가정폭력 피해자들의 내재된 생리적 특징은 HPA 축의 조절 실패라 할 수 있다. 물론 일반 우울증 환자의 경우 스트레스 반응이 높게 나타나는 경우도 있지만 PTSD 환자에게 우울증이 동반될 경우 HPA 축의 억제 증상이 나타났다. 스트레스 반응의 비활성화에서 기인하는 여러 질환의 증상들은 저 농도의 코티졸 투여치료를 통해 증상이 개선될 수 있었다. 스트레스 호르몬이 낮게 유지되는 것은 스트레스 반응을 매개하는 HPA 축이 비활성화와 SAM 축의 비정상적 활성화와 같이 스트레스 반응의 불균형이 원인이었다. 스트레스 반응의 비정상적 활성화가 특정 질환들과 상관이 있다는 증거들은 스트레스 반응이 우리 몸에서 기본 옵션이라는 또 다른 증거들이다.

05 스트레스가 만병의 원인으로 지목되는 이유

스트레스 반응이 우리 몸의 건강을 위해 없어서는 안 되는 기본 옵션임에도 불구하고 필요 없는 옵션으로 배척 받고 있으며 만병의 원인으로 평가 절하되는 이유를 설명한다. 스트레스가 만병을 유발하는 범죄자로 몰리는 이유는 스트레스 반응의 고유 기능 중 하나인 면역억제 기능 때문이다. 면역억제 기능은 원래 조직을 상하게 할 수 있는 지나친 염증을 억제 하거나 몸에 침입한 병원균을 다 배제한 이후에 병원균의 퇴치를 위해 증식시켰던 백혈구를 사멸시키기 위해 부가된 기능이었다. 스트레스가 범죄자로 몰리는 두 번째 원인은 스트레스가 세포매개 면역반응과 항체매개 면역반응의 균형을 항체매개 반응 쪽으로 치우치게 하여 특정 질병에 대한 저항력을 약화시키거나 항체매개 면역력의 강화가 원인이 될 수 있는 과민 면역반응인 알레르기를 악화시키기 때문이다. 여기에 스트레스가 정서적 불안정을 유발하고 인지 기능을 저하시켜 이차적으로 나타나는 부정적 영향도 무시할 수 없는 원인이라 할 수 있다.

스트레스에 의한 HPA 축의 활성화로 분비되는 코티졸은 활성화된 면역세포의 사멸로 전반적인 면역 기능 저하를 유발하지만 문제는 질병에 저항하기 위해 정상적으로 활성화되는 스트레스 반응이 문제가 아니고 질병의 진행과 관계없이 미리부터 상승되어 있는 스트레스 수준이 문제이다. 왜냐하면 정상적인 스트레스 반응에서는 초기 스트레스가 면역세포의 증식과 성장에 도움이 되는 역할을 수행하고, 질병의 원인이 제거된 면역반응 후반부에는 스트레스 호르몬이 더욱 상승하여 특정 질병으로 인해 증식되었던 활성 면역세포를 사멸시키는 과정을 유도하는데 미리부터 스트레스 수준이 상승되어 있으면 이 과정이 정상적으로 이루어질 수 없기 때문이다. 스트레스 호르몬이 면역반응의 말기처럼 면역반응 초기부터 상승해 있으면 질병 저항을 위한 면역세포 증식과 성장의 초기 면역반응에는 영향이 없겠으나 질병을 이기기 위해서 급하게 증식하고 활성화 시켜 놓은 면역세포가 세균 잡는 역할을 수행하기도 전에 사멸신호를 받아 소멸될 수 있다. 활성화된 면역세포의 조기 소멸은 병원균의 효율적 제거를 방해하여 질병을 악화시킬 수 있다. 이는 모든 질병에 해당되는 현상이기 때문에 만병의 원인이 스트레스로 왜곡하게 만든다. 평소 높은 스트레스 수준은 병의 원인을 제거하는데 실패하게 만들어 질병 악화의 원인이 되든지 질병으로부터 회복을 늦추는 원인이 된다. 스트레스 반응을 유발하는 사건이 있을 때 그 사건으로부터 빠르게 빠져 나와 평상 시 스트레스 지표를 정상상태로 유지하면 스트레스가 역할이 왜곡되는 것을 막을 수 있다.

두 번째로 스트레스가 만병의 원인으로 간주되는 이유는 세포매개 면역반응과 항체매개 면역반응의 균형을 항체매개 반응 쪽으로 이동시키기 때문이다. 우리 몸의 면역반응은 앞에서 설명된 바와 같이 T 세포가 주도하는 세포매개 면역반응과 B 세포에 의해 매개되는 항체매개 면역반응으로 나누어지고 두 면역반응의 균형을 통해 여러 종류의 세균과 바이러스에 대항할 수 있게 된다. 항체매개 면역력은 세포 내에 기생하지 않는 세균을 제거하는데 유리하다. 세포매개 면역력은 세포 내에 기생하는 병원체를 제거 하는데 유리하다. 한 쪽으로 치우친다는 것은 특정 질병에 대한 저항력은 현저히 약화시키고 상대적으로 상승된 면역력은 부작용을 만들 수 있다는 것을 의미한다. 스트레스는 전반적인 면역 기능 저하를 유발하지만 특히 세포독성 T 세포에 의해 매개되는 면역력(cell-mediated immunity)을 약화시켜 특히 우리 주변에서 흔하게 노출되는 감염성 질환에 취약하게 만든다. 감염성 질환 중에는 독감과 같이 유행성 바이러스 질환을 포함한 바이러스에 의해 매개되는 질병과 식중독과 같이 세포내 기생하는 세균에 의한 질병이 스트레스에 더욱 취약하다. 감염성 질환이 아니더라도 T 세포에 의해 제거 될 수 있는 질병 모두가 취약하다. 또한 스트레스는 세포매개 면역력과 비교하여 항체에 의해 매개되는 면역력을 상대적으로 증가시켜 IgE에 의해 매개되는 알레르기 질환을 악화시킨다. 또한 스트레스가 여러 종류 암의 원인으로 지목되고 있다. 이것도 상승된 코티졸의 영향으로 생각할 수 있다. 몸에서 암세포와 같이 변형되고 비정상적 세포가 생성되면 이를 찾아내서 병균이 감염된 세포처럼 제거하는 체계가 우리 몸에 내재되어 있다. 암 세포와 같이 비정상 세포를 탐지하여 제거하는 면역 기능에서 중요한 역할을 수행하는 것이 면역 세포의 한 종류인 자연살상세포(Natural Killer Cell, NK 세포)이다. 몸에서 NK 세포는 몸 전체를 순환하며 감시자의 역할을 하며 변형된 비정상 세포를 찾아내어 사멸시킨다. 그런데 NK 세포도 T 세포의 한 종류로서 상대적으로 스트레스 호르몬에 취약한 것으로 알려졌다. NK 세포는 스트레스 상황에서 증식 속도가 늘여져 전체적인 숫자가 줄어들게 되고 활동 중인 NK 세포도 변형된 세포를 사멸시키는 능력인 활성도가 현저히 떨어지는 것으로 보고되어 왔다. 그러므로 평소 스트레스 수준을 높게 유지하면 면역반응이 조기에 종결되어 질병에 대한 저항력을 약화되고, 암세포와 같은 변형된 세포를 탐색하는 활동, 그리고 찾아낸 변형된 세포를 제거하는 능력까지 저하되어 전반적인 신체의 고유 치유력과 회복력이 약화되는 것이다.

마지막으로 스트레스가 만병의 원인으로 범죄자 취급을 받는 것은 현대사회를 살아가는 것 자체가 스트레스이기도 하지만 스트레스를 방치하여 만성이 되고 다른 질병과 연합되어 나타날 때 질병에 대한 저항력과 회복력의 약화가 따라오기 때문이다. 스트레스가 만성적으로 이어지면 수면장애가 유발되고 그와 함께 식사가 불규칙해지고 영향섭취가 불균형 상태에 이를 수 있으며 이로 인해 면역력이 약화되고 신체활성이 낮아지게 된다. 또한 만성이 된 정서적 스트레스는 결과적으로 감정조절의 부조화로 이어지고 주변과의 관계에도 영향을 주어 삶의 질 전반에 악영향을 미칠 수 있다. 다양한 관계를 유지하며 살아가는 우리가 잠시도 한 눈 팔 수 없는 환경에 놓인 것도 부인할 수 없다. 그렇다보니 일상은 스트레스다. 반대로 생각하면 스트레스가 일상이기에 진정한 스트레스가 아닐 수도 있다. 스트레스가 몸의 생리적 반응으로 나타나는 과정에는 여러 요소가 개입한다. 여러 요소들에는 스트레스를 인지하고 나에게 진정한 스트레스인지 판단하는 평가능력, 개인의 성격특성, 사회적지지 수준, 스트레스를 통제할 수 있는 능력, 동일 스트레스에 노출된 경험과 터득한 대처기술 등이 포함된다. 이러한 요소들에서의 개인차가 같은 스트레스에 대해서 개인마다 다르게 반응하는 이유이다.

부록: 스트레스의 생리적 이해

스트레스를 유발하는 사건이 직면 했을 때 그것을 해소하거나 완화하는 자신만의 대처방법을 찾아서 체득해야한다. 스트레스의 강도와 빈도가 중요한 것이 아니라 얼마나 빨리 해소하고 나의 상태를 회복해 나가느냐가 중요하다. 스스로 스트레스를 해소하고 새로운 평화를 찾고 스트레스 해소 경험의 누적을 통해 잠재력과 포용력을 키워나가는 것이 건강한 삶을 보장하는 길이다.

> 스트레스는 위급상황을 알리는 신호이나 위급상황이 지속되면 일상의 일들이 극히 제한을 받는다. 스트레스는 위급상황을 알리는 알람으로만 사용해야한다.

(개정신판)
겸손한 스트레스 오만한 치유

저　자	김동수 著
삽　화	김양서류

발 행 처	에듀컨텐츠휴피아
발 행 인	李 相 烈
발 행 일	개정신판(1판) 1쇄 • 2018년 9월 1일

출판등록	제22-682호 (2002년 1월 9일)
주　소	서울 광진구 자양로 30길 79
전　화	(02) 443-6366
팩　스	(02) 443-6376
e-mail	huepia@daum.net
web	http://cafe.naver.com/eduhuepia
만든사람들	기획•김수아 / 책임편집•이지원 황혜영 배유나 신수민 디자인•유충현 / 영업•이순우

정　가	15,000원
ISBN	978-89-6356-228-5 (13510)

※ 책의 일부 또는 전체에 대하여 무단복사, 복제는 저작권법에 위배됩니다.

[도서검색 QR코드]